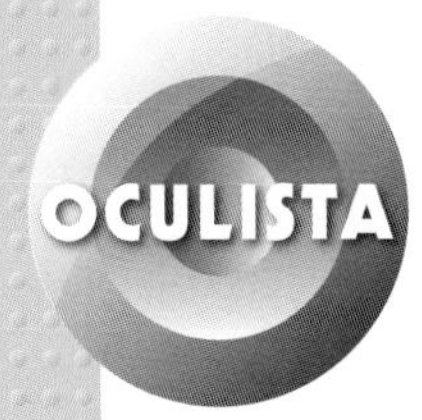

編集企画にあたって…

昨今の日本人の高齢化に伴い，中途失明原因としての緑内障が占める割合は近年増加の一途をたどっています．日常診療のなかでも緑内障患者さんと遭遇する機会は少なくありません．最新の緑内障診療ガイドライン(第5版)においても「隅角鏡検査は緑内障診療において必要不可欠である」との記載があり，隅角検査は眼科医として必ず知っておきたい検査の1つです．閉塞隅角症については，従来の原発閉塞隅角緑内障(primary angle closure glaucoma：PACG)とその前駆病変である原発閉塞隅角症(primary angle closure：PAC)，原発閉塞隅角症疑い(primary angle closure suspect：PACS)，急性原発閉塞隅角緑内障や急性原発閉塞隅角症を総称して原発閉塞隅角病(primary angle closure disease：PACD)という用語も定義されました．

また昨今，低侵襲緑内障手術(minimally invasive glaucoma surgery：MIGS)と呼ばれる手術は国内外に急速に広まり，緑内障手術の適応も拡大しました．古くからある隅角検査ですが，むしろその重要性は増しているのかもしれません．2000年代以降，隅角検査も従来の隅角鏡検査や超音波生体顕微鏡(UBM)検査だけでなく，さまざまな画像診断機器が登場し隅角検査の選択肢は広がってきました．しかし，隅角検査に焦点を当てた書籍は少ないのが現状です．隅角所見はバリエーションに富み，従来の教科書の記載だけでは隅角所見の異常の有無について，自信を持って診断できない例も少なくありません．数ある隅角鏡検査のなかから，どの検査法を選択するのが最善なのか悩ましい症例に遭遇することもあります．

そこで，今回の特集では隅角検査に焦点を当て，「隅角検査道場―基本と実践―」としました．本書では，多岐にわたる隅角検査について，それぞれの検査法のエキスパートの先生方に検査のコツや正常/異常所見について解説いただきました．さらに後半では「治療編」として，レーザー治療と隅角手術の基本と実践についても解説いただきました．隅角レーザー治療は2019年に発表されたLiGHT study以降，国内でもレーザー線維柱帯形成術が再注目を浴びています．隅角手術についてもさまざまなデバイスや手術器具が開発されていますが，本書は現在の隅角治療の最先端の内容が凝縮されており，どの章も大変読み応えのある内容になっています．

本書はそれぞれの検査方法の紹介と正常/異常所見について詳しく記載されており，明日からの日常臨床に即時に役立つ内容です．本書が読者の先生方の隅角についての知識の整理と新たな所見の習得，そして隅角レーザー治療や隅角手術を行ううえでの隅角組織の理解の再確認の一助になれば幸いです．

2023年10月

庄司拓平

KEY WORDS INDEX

和 文

あ, か

ISGEO 分類 • 56
アイステント • 69
アイステントインジェクト • 69
アルゴンレーザー線維柱帯形成術 • 63
開放隅角緑内障 • 63
器質的隅角閉塞 • 10
機能的隅角閉塞 • 51
隅角鏡 • 10
隅角鏡検査 • 1, 33
隅角結節 • 10
隅角検査の歴史 • 1
隅角新生血管 • 10
隅角の機能検査 • 1
隅角の構造検査 • 1
原発閉塞隅角病 • 24, 51
原発閉塞隅角緑内障 • 16, 42
ゴニオスコープ • 33

さ

周辺虹彩前癒着 • 10
周辺前房深度 • 42
ステロイド緑内障 • 63
正常と異常の隅角所見 • 1
静的隅角鏡検査 • 10, 56
線維柱帯 • 69
線維柱帯切開術眼内法 • 69
線維柱帯切除術 • 24
前眼部 OCT • 24, 56
前眼部パラメーター • 24
前眼部光干渉断層計 • 24
全周隅角カメラ • 33
選択的レーザー線維柱帯形成術 • 63
前房隅角評価 • 33
続発緑内障 • 63

た, は

中心前房深度 • 42
超音波生体顕微鏡 • 16, 56
低侵襲緑内障手術 • 24, 33, 69
瞳孔ブロック • 16
動的隅角鏡検査 • 10, 56
van-Herick 法 • 42
プラトー虹彩 • 16
閉塞隅角 • 51
閉塞隅角機序 • 42

ま, や, ら

マイクロフックトラベクロトミー • 69
毛様体脈絡膜剝離 • 16
誘発(負荷)試験 • 51
緑内障 • 24, 51
緑内障病型診断 • 33

欧 文

A, C

ALT • 63
angle closure • 51
angle-closure mechanism • 42
angle neovascularization • 10
angle nodule • 10
anterior segment optical coherence tomography • 24, 56
anterior segment parameters • 24
appositional angle closure • 51
argon laser trabeculoplasty • 63
central anterior chamber depth • 42
ciliochoroidal detachment • 16

D, F, G

dynamic gonioscopy • 10, 56
functional examination of anterior chamber angle • 1
glaucoma • 24, 51
glaucoma type diagnosis • 33
gonioscope • 10, 33
gonioscopic examination of anterior chamber angle • 1
gonioscopy • 33

H, I, M

history of anterior chamber angle examination • 1
iridocorneal angle evaluation • 33
ISGEO classification • 56
iStent® • 69
iStent inject® W • 69
microhook trabeculotomy • 69
microinvasive glaucoma surgery • 33
MIGS • 24, 33
minimally-invasive glaucoma surgery (micro-, minimally invasive glaucoma surgery) • 24, 69

N, O, P

normal and abnormal anterior chamber angle findings • 1
OCT • 56
open angle glaucoma • 63
PACD • 24, 51
PACG • 16
PAS • 10
peripheral anterior chamber depth • 42
peripheral anterior synechiae • 10
plateau iris • 16
primary angle closure disease • 24, 51
primary angle-closure glaucoma • 16, 42
provocative test • 51
pupillary-block • 16

S

secondary glaucoma • 63
selective laser trabeculoplasty • 63
SLT • 63
static gonioscopy • 10, 56
steroid glaucoma • 63
structural examination of anterior chamber angle • 1

T, U, V

360-degree gonioscopic camera • 33
trabecular meshwork • 69
trabeculectomy • 24
trabeculotomy ab interno • 69
UBM • 16, 56
ultrasound biomicroscopy • 16, 56
van-Herick technique • 42

WRITERS FILE
（50 音順）

石田　恭子
（いしだ　きょうこ）

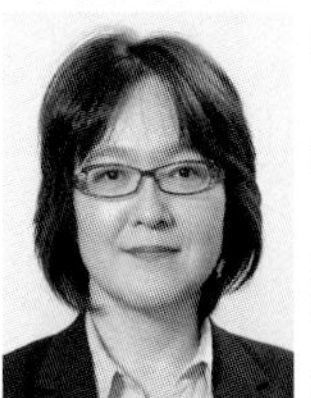

1995年　富山大学卒業
2001年　岐阜大学眼科，助手(医学博士)
2002年　米国マイアミ大学バスコムパルマー眼研究所留学
2004年　米国テネシー州立大学ハミルトン眼研究所留学
2005年　岐阜大学眼科，講師
2008年　岐阜県総合医療センター眼科，部長代理
2010年　日本緑内障学会，評議員
2014年　東邦大学医療センター大橋病院眼科，准教授
2022年　同，臨床教授

坂田　礼
（さかた　れい）

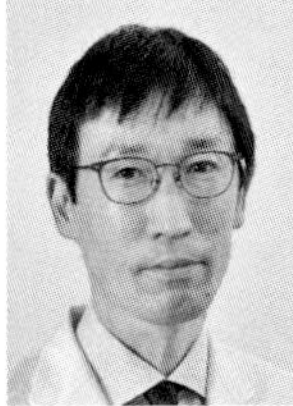

2002年　千葉大学卒業
2004年　東京大学医学部附属病院眼科，医員
2011年　東京都健康長寿医療センター眼科，医員
2016年　東京大学医学部附属病院眼科，助教
2019年　同，特任講師
2022年　同，講師

三嶋　弘一
（みしま　こういち）

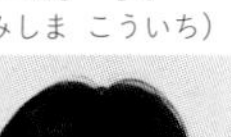

2000年　広島大学卒業
　　　　東京大学眼科学教室入局
　　　　同大学附属病院眼科にて研修
2001年　久我山病院眼科
2002年　東京大学大学院医学系研究科入学
2006年　同科卒業　医学博士号取得
　　　　同大学眼科，助教
2010年　東京逓信病院眼科，医員
2015年　関東中央病院眼科，部長

小島　祥
（こじま　さち）

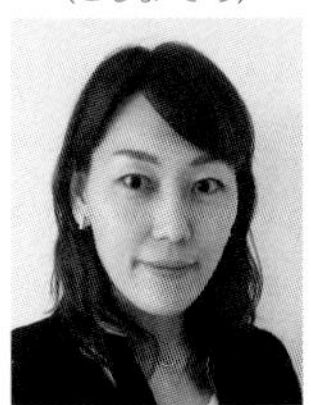

2008年　熊本大学卒業
　　　　同大学病院，初期研修医
2010年　同大学眼科入局
2017年　同大学大学院博士課程修了
2018年　熊本中央病院眼科
2019年　熊本大学眼科，助教
2022年　同，講師

庄司　拓平
（しょうじ　たくへい）

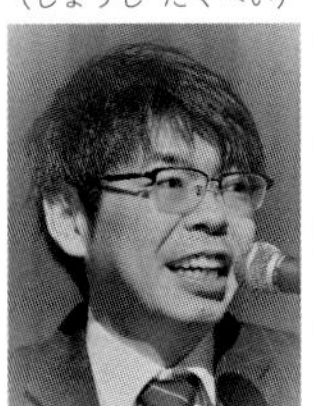

2002年　防衛医科大学校卒業
　　　　同大学病院，初任実務研修医
2004年　陸上自衛隊大久保駐屯地医官・千原眼科，医員
2008年　防衛医科大学校病院，専門研修医
2010年　行定病院眼科，医長
2012年　埼玉医科大学眼科，講師
2016年　米国 UCSD ハミルトン緑内障センター，客員研究員
2019年　埼玉医科大学眼科，准教授
2022年　同，客員教授
　　　　小江戸眼科内科 白内障・緑内障・糖尿病クリニック，院長

山口　克弥
（やまぐち　かつや）

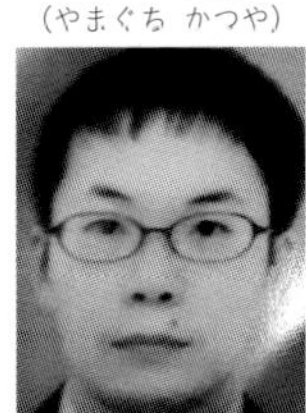

2017年　名古屋大学卒業
　　　　刈谷豊田総合病院，初期研修医
2019年　名古屋大学眼科医局入局
　　　　刈谷豊田総合病院眼科
2021年　名古屋大学医学部附属病院眼科
2022年　公立陶生病院眼科
2023年　名古屋大学医学部附属病院眼科

酒井　寛
（さかい　ひろし）

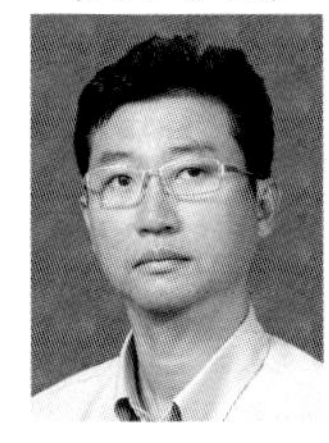

1993年　琉球大学卒業
1997年　同大学，助手
2000年　同大学医学部附属病院，助手
2003年　イリノイ大学シカゴ校留学
2006年　琉球大学医学部附属病院，講師
2015年　同大学，准教授
2019年　浦添さかい眼科
2022年　同，院長

馬嶋　一如
（まじま　かづゆき）

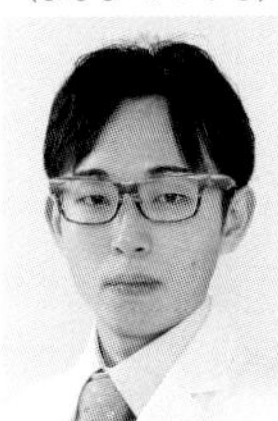

2016年　帝京大学卒業
　　　　総合大雄会病院初期研修
2018年　愛知医科大学眼科入局
2019年　京都府立医科大学眼科，後期専攻医
2020年　愛知医科大学眼科，医員助教

横山　勝彦
（よこやま　かつひこ）

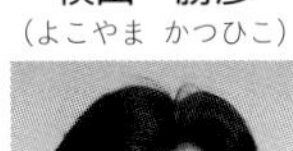
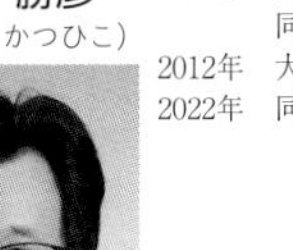

2001年　大分医科大学卒業
　　　　同大学眼科入局
2012年　大分大学大学院修了
2022年　同大学眼科，講師

松尾　将人
（まつお　まさと）

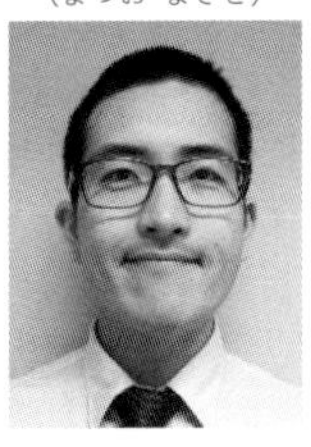

2011年　防衛医科大学校卒業
2019年　島根大学医学系研究科博士課程(眼科学講座)修了
　　　　同大学眼科学講座，臨床助教
2020年　同，診療助教
2022年　岐阜大学大学院医学系研究科医科学専攻感覚運動医学講座眼科学，臨床講師

吉水　聡
（よしみず　さとる）

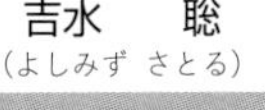
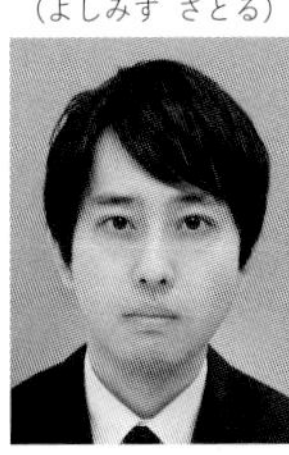

2012年　京都大学卒業
　　　　日本赤十字社和歌山医療センター，臨床研修医
2014年　神戸市立医療センター中央市民病院眼科
2017年　神戸市立神戸アイセンター病院

隅角検査道場—基本と実践—

編集企画／小江戸眼科内科院長・埼玉医科大学客員教授　庄司拓平

隅角検査総論……山口　克弥ほか　*1*

隅角検査は，隅角鏡検査と構造検査および機能検査がある．緑内障診療にはそれぞれを上手く組み合わせて病型診断を行い，適切に治療することが大切である．

隅角鏡で診る隅角検査所見……三嶋　弘一　*10*

隅角鏡を用いて，正常隅角所見を把握するとともに，隅角開大度，器質的隅角閉塞の評価やさまざまな隅角異常所見の評価をすることが重要である．

UBM で診る隅角検査所見……小島　祥　*16*

UBM（超音波生体顕微鏡）は前眼部組織の微細構造を高解像度な断面像として描出することができる．特に虹彩裏面や毛様体の観察には欠かせない検査機器である．

前眼部 OCT で診る隅角検査所見……横山　勝彦　*24*

前眼部 OCT で隅角を診る．前眼部パラメーターの説明と前眼部 OCT により診断を手助けすることができるさまざまなタイプの緑内障について解説する．

ゴニオスコープで診る隅角検査所見……松尾　将人　*33*

全周隅角カメラであるゴニオスコープを用いた隅角検査の正常所見と代表的な異常所見，低侵襲緑内障手術後の検査所見，検査タイミングについて解説する．

Monthly Book
OCULISTA
編集主幹／村上　晶　高橋　浩　堀　裕一

CONTENTS

No.129 / 2023. 12◆目次

前房深度検査……………………………………坂田　礼　*42*

細隙灯顕微鏡検査を用いる場合，中心前房深度が角膜厚の 3 倍以下の場合，周辺前房深度のスクリーニングで van-Herick 法 Grade 2 以下の場合は要注意である.

閉塞隅角緑内障の誘発（負荷）試験……………………………………吉水　聡　*51*

閉塞隅角緑内障の評価の基本は隅角鏡検査，画像検査を用いた形態学的評価が基本であるが，機能的隅角閉塞の関与が悩ましい症例において誘発（負荷）試験を考慮する.

隅角検査比較─どの隅角検査を選択すべきか─……………………………酒井　寛　*56*

原発閉塞隅角病の国際的な診断基準は静的隅角鏡検査が基準であるが，診断，治療方針の決定には前眼部画像診断が有用であり将来的に必須の検査となる.

治療編①─隅角レーザー治療─……………………………………馬嶋　一如ほか　*63*

レーザー線維柱帯形成術は，近年注目され始めた治療である．適応と方法，治療成績について理解しておく必要がある.

治療編②─隅角外科的治療─……………………………………石田　恭子　*69*

流出路再建術（眼内法）は小切開で，中等度の眼圧下降が得られる低侵襲緑内障手術で，薬物およびレーザー治療と線維柱帯切除術の間を埋める治療法である.

- Key words index……………………前付 *2*
- Writers File……………………前付 *3*
- FAX 専用注文書…………………… *85*
- ピン・ボード…………………… *87*
- バックナンバー 一覧…………………… *89*
- MB OCULISTA 次号予告…………………… *90*

「OCULISTA」とはイタリア語で眼科医を意味します.

Monthly Book

OCULISTA

オクリスタ

2019. 3月増大号

No. 72

Brush up 眼感染症

—診断と治療の温故知新—

編集企画

江口　洋　近畿大学准教授

2019年3月発行　B5判　118頁　定価5,500円（本体5,000円+税）

眼感染症をエキスパートが徹底解説した増大号。
主な疾患の**診断と治療**、眼感染症に関わる**最新知識**、
気になるトピックスまで幅広く網羅。
日常診療に必ず役立つ１冊です！

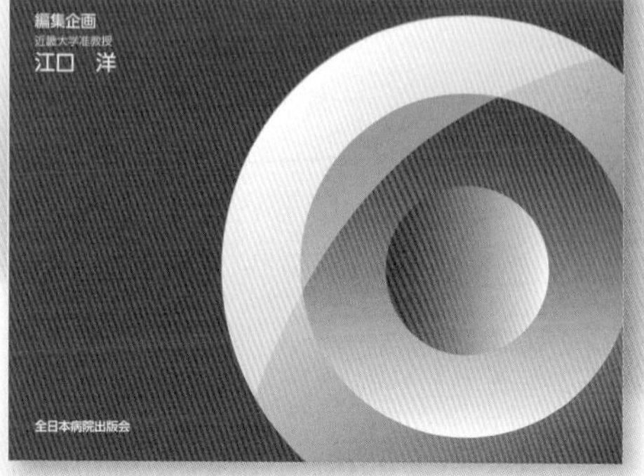

目次

眼感染症レビュー
細菌性結膜炎
アデノウイルス角結膜炎
細菌性角膜炎
ウイルス性角膜炎
真菌性角膜炎
アカントアメーバ角膜炎
術後眼内炎
濾過胞炎
（緑内障インプラント
手術後感染症含む）
内因性眼内炎
涙囊炎・涙小管炎

眼感染症
—診断と治療の未来像—
塗抹検鏡の重要性
培養の重要性と限界
PCR
メタゲノムの臨床応用

眼感染症topics
周術期の抗菌薬は
いつやめるべきか
術後眼内炎の最新事情
レアケースから学ぶ

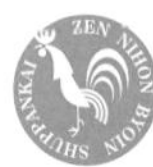

全日本病院出版会　〒113-0033 東京都文京区本郷 3-16-4　Tel:03-5689-5989
www.zenniti.com　Fax:03-5689-8030

MB OCULI. No. 129：1－8, 2023

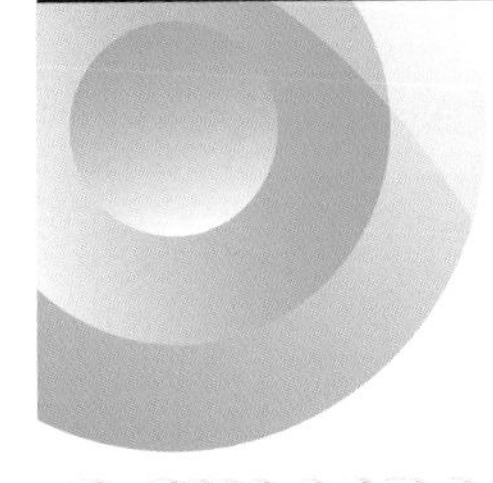

特集／隅角検査道場―基本と実践―

隅角検査総論

山口克弥[*1]　川瀬和秀[*2]

Key Words： 正常と異常の隅角所見(normal and abnormal anterior chamber angle findings)，隅角検査の歴史(history of anterior chamber angle examination)，隅角鏡検査(gonioscopic examination of anterior chamber angle)，隅角の構造検査(structural examination of anterior chamber angle)，隅角の機能検査(functional examination of anterior chamber angle)

Abstract：隅角検査は，緑内障の診療において緑内障の病型を正しく決め，その原因を確定もしくは推定したうえで治療方針を検討するために重要な検査である．隅角検査は隅角鏡から始まり，細隙灯による van Herick 法のほか，超音波生体顕微鏡(UBM)，前眼部光干渉断層計(AS-OCT)の断層像による構造検査が一般的になってきた．最近は隅角手術の普及からさまざまな手術用隅角鏡も開発され，断層像では確認できない色素沈着等の情報も隅角全周撮影装置で検査可能となっているが，日常診療における隅角鏡の重要性は変わらない．また，隅角の機能検査も行われてきた．閉塞隅角緑内障に対するうつ伏せ試験や散瞳試験，開放隅角緑内障に対しては飲水試験がある．しかし，検査に時間がかかることやその陽性率の低さから，現在はこれらの適応は限定的となっている．

はじめに

隅角検査の検査対象は，緑内障，虹彩炎等の確定・鑑別疾患を要する症例，虹彩，毛様体の腫瘤性病変，隅角外傷，緑内障の術後等である．特に，緑内障の診療においては緑内障の病型を正しく決め，その原因を確定もしくは推定したうえで治療方針を検討するため，重要である．緑内障では，眼圧上昇の原因によって治療方針が異なるため，隅角検査は緑内障の診療上必須の検査である．また，異常を判断するためには正常を理解する必要がある．このため，日常診療において正常の隅角を観察することも重要である．

[*1] Katsuya YAMAGUCHI，〒466-8560　名古屋市昭和区鶴舞町 65　名古屋大学医学部附属病院眼科
[*2] Kazuhide KAWASE，〒460-0011　名古屋市中区大須 4-10-50　安間眼科／名古屋大学医学部附属病院眼科

隅角の見方

また，隅角所見は，初診時および定期観察時に注意して観察する必要がある．特に，隅角開大度(AOD)に関しては，高齢者になると浅前房が急激に増加するため注意が必要である(図 1)．初診時には，AOD とともに，色素沈着の程度，その他の異常所見の有無を確認する．プラトー虹彩形状も稀ではなく，前房がある程度深い場合も周辺の AOD を観察することは大切である．筆者は，Shaffer 分類による開大度，Scheie 分類による色素沈着の程度のほか，周辺部虹彩前癒着の部位および程度(広範囲に及ぶ場合は PAS index)や隅角結節等の異常所見を記入している．また，隅角が狭い場合は，圧迫による判断ミス等を防ぐために数回観察したり，前眼部 OCT を併用することにしている．隅角検査の所見は，①隅角の広狭，②先天異常，発育異常所見，③続発性変化，④手術

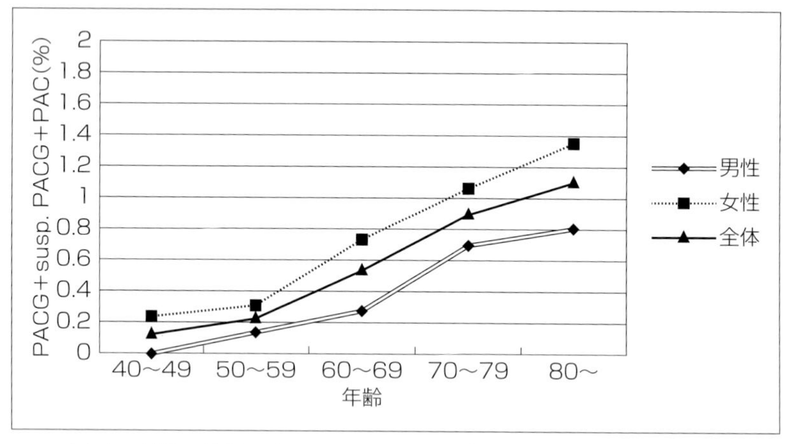

図 1. 年齢，性別による PACG＋PACG 疑い＋PAC の割合の変化（多治見スタディ）

（文献 1 を参考に作成）

表 1. 隅角検査で必要な情報

1. 隅角の広狭
2. 先天異常，発育異常所見
3. 続発性変化
①色素沈着
②周辺虹彩前癒着
③血管新生
④炎症所見
⑤外傷　その他
4. 手術に関した情報
①手術部位の選択
②手術効果の判定

に関した情報等を記録する（表 1）．

隅角の構造

前房隅角は，角膜の周辺部，虹彩根部および毛様体の前端で構成される部分の呼称で，特定の組織名ではない．前房隅角には房水の眼外への流出路が存在し，眼圧維持の役割を果たす．

隅角の解剖（図 2）：正常眼の隅角を隅角鏡で観察すると，ミラー外側から Schwalbe 線，線維柱帯，強膜岬，毛様体帯，虹彩根部の順に観察できる．Schwalbe 線は角膜デスメ膜の終端であり，角膜周辺部と線維柱帯の境界である．Schwalbe 線から強膜岬の間が線維柱帯であり，線維柱帯，その外側にある Schlemm 管から静脈へと房水が流出している．Schlemm 管は扁平な血管に似た管腔組織で，前方からみると角膜縁を囲むように円形に存在する（図 3）．管腔の断面の長径は 350～500 μm で，管腔内は一層の内皮細胞で被われる．

1．隅角の所見

正常隅角所見にもさまざまな所見がある．このため緑内障以外の患者も隅角検査を行い正常のバリエーションも把握しておく必要がある．

2．隅角の異常所見

隅角検査によりさまざまな所見を認めることがある．隅角の異常所見には，それをきたす原因が存在する．これらにより，緑内障の原因が判断できることがある．また，発達異常の所見も特徴的である．たとえ成人の緑内障であっても隅角発達異常を認める場合は，ある程度先天的な要素があると考えられる．

隅角の機能（房水の流出）[4]

房水流路には隅角線維柱帯から Schlemm 管を経由する conventional route（trabecular outflow）と虹彩根部から毛様体筋の間隙，脈絡膜下腔を経由する unconventional route（uveoscleral outflow）の 2 つの経路がある（図 4）．

Conventional route は前房→線維柱帯→Schlemm 管→集合管→上強膜静脈である．ヒト，サル等では房水流出抵抗の 60～80% は前房と Schlemm 管の間にあり，なかでも傍 Schlemm 管結合組織と Schlemm 管内壁の内皮細胞層に主な抵抗が存在すると考えられている．前房からの房水流出は静水圧差（眼圧−上強膜静脈圧）による bulk

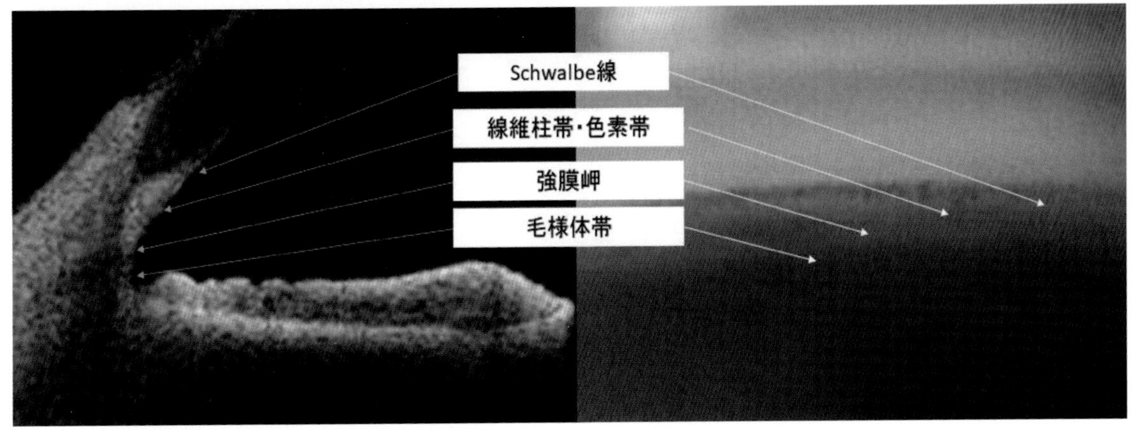

図 2. 前眼部OCT所見と隅角鏡所見の対比
(川瀬和秀：I．構造とその病態　F．緑内障　3．緑内障の検査と診断　3)隅角検査と前眼部画像解析．眼科学第3版(大鹿哲郎編)．文光堂，p. 189，図 I-F-32，2019．より転載[2])

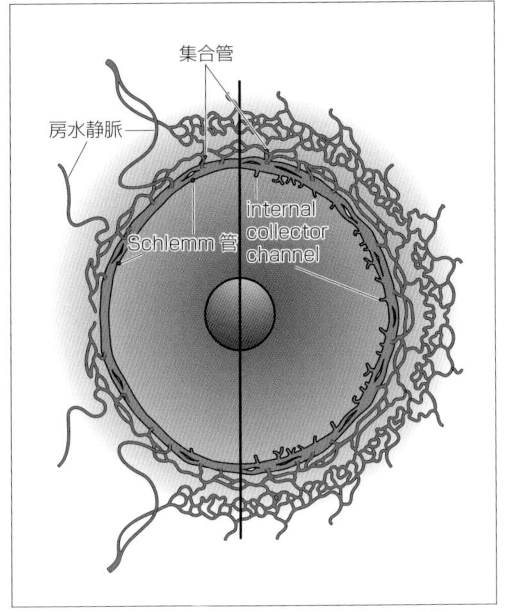

図 3. Schlemm管から上強膜静脈に至る経路
(文献3をもとに作図)

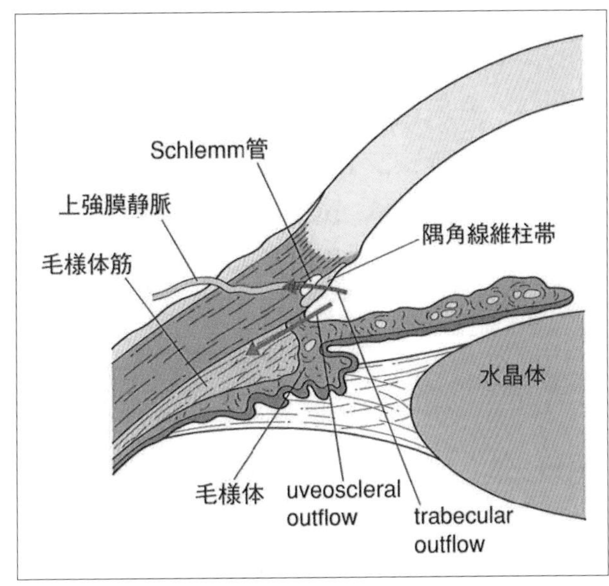

図 4. 房水流出路の概略図
(新家　眞：眼科診療プラクティス10 緑内障診療の進め方(丸尾敏夫ほか編)．文光堂，p. 219，図1，1994．より引用改変[5])

flowであるが，これはエネルギーを必要としない圧依存性の流れであり，trabecular outflowを経由する．Goldmann毛様体筋間隙からuveoscleral outflowを経由する圧非依存性の流れも存在する．これは他の組織でいえばリンパ系に類似しており，毒性のある代謝物を除く重要な役割を果たしている．Uveoscleral outflowは，基本的には眼圧に依存することなく一定である．

隅角検査の変遷(表2)

Trantas(1907)は球状角膜の眼球で輪部を圧迫することによって前房隅角を観察し，後に“gonioscopy”と命名した．Salzmann(1914)はgoniolensを導入し，Koeppe(1919)はそれを改良した．Goldmann(1938)は細隙灯顕微鏡で使用するgonioprismを導入し，Balkanは緑内障の診療にgonioscopyの使用を確立した．閉塞隅角緑内障の

表 2. 隅角検査法の歴史

年代	関連事項
1858 年	Müller：緑内障眼で前房隅角の閉鎖がしばしばみられることを発見
1870 年	Schwalbe：隅角の組織学的研究
1907 年	Trantas：隅角検査～輪部を指で圧迫し，検眼鏡で観察．Gonioscopy と命名
1912 年	水尾源太郎：前房隅角の視診法(結膜嚢内に生理食塩水を満たし観察)
1914 年	Salzmann：隅角鏡(goniolens)作成
1919 年	Koeppe：隅角鏡(goniolens)作成，検査法の改良
1920 年	Curran：Relative pupillary block のコンセプト(1921 年 Seidel)
1925～30 年	Troncoso：隅角鏡(gonioscope)
1932 年	Raeder：浅前房～水晶体後方の圧の上昇，深前房～房水の流出障害
1938 年	Goldmann：隅角検査用コンタクトレンズ(gonioprism)作成 Balkan：日常診療でのルーチンの隅角鏡使用の報告．Goniotomy 報告
1969 年	van Herick，Shaffer，Schwartz：van Herick 法発表
1997 年	ダブルミラー隅角鏡発表
2006 年	回転シャインプルーフカメラ(Pentacam anterior segment analyzer)発表
2008 年	前眼部三次元光干渉断層計(optical coherence tomography)発表
2011 年	超音波生体顕微鏡(ultrasound biomicroscopy：UBM)発表
2019 年	隅角全周撮影装置(360° gonioscopy)発売

(渡邉郁緒：緑内障．眼科診療プラクティス 93 眼科学の歴史(大庭紀雄編)．文光堂，p. 95，表 2，2003．より改変[6])

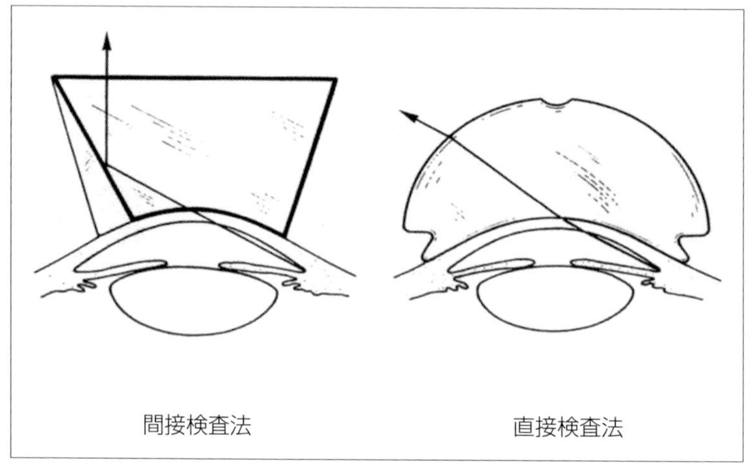

図 5. 隅角検査法
(布田龍佑，白土城照，山本哲也：隅角アトラス(北澤克明編)．医学書院，p. 4，図 1-7，1995．より転載[7])

すべての相が生体で臨床観察できるようになったのは 1930 年代である．

1．隅角の構造検査

隅角鏡：隅角鏡検査は，角膜上にコンタクトレンズを装着し，角膜から外眼に至る光路を変更することによって行われるが，用いるコンタクトレンズ表面の弯曲を強くすることによって，隅角からの光の入射角を臨界角以下として光線を眼外へと導き，隅角をそのままの方向から観察する直接型隅角検査法，コンタクトレンズ壁面を鏡面として隅角の鏡面像を観察する間接型隅角検査法に分類される(図5)[7]．間接検査用レンズや直接検査用

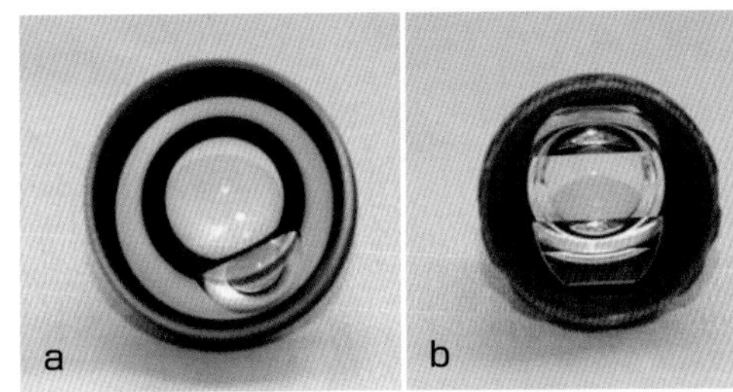

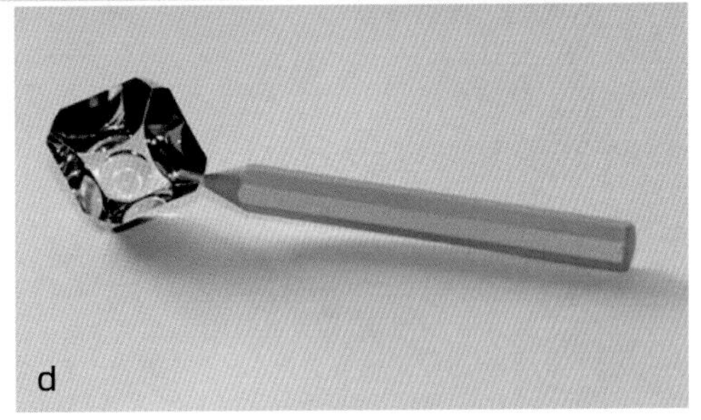

図 6.
間接検査用レンズ
a：1 面鏡(マグナビュー)
b：2 面鏡
c：4 面鏡
d：Posner レンズ
(川瀬和秀：隅角検査の実際，いつ診るか，どう診るか．あたらしい眼科，23(8)：979-987，2006．より転載[8)])

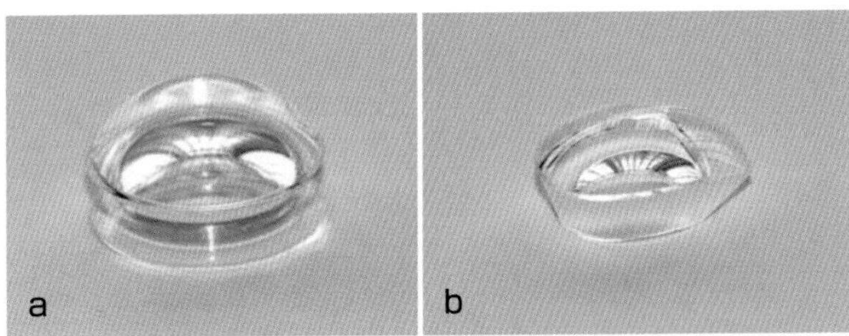

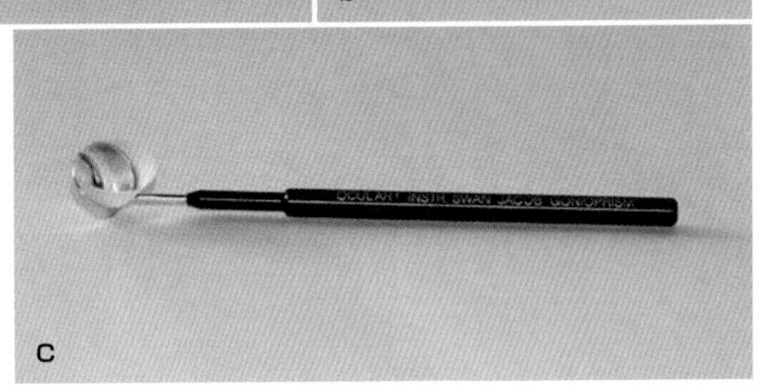

図 7.
直接検査用レンズ
a：Koeppe レンズ
b：Balkan レンズ
c：Swan-Jacob レンズ
(川瀬和秀：隅角検査の実際，いつ診るか，どう診るか．あたらしい眼科，23(8)：979-987，2006．より転載[8)])

レンズはさまざまな形状のものが開発されている．間接検査法は細隙灯顕微鏡検査では有用であるが画像は鏡像になる，手術で使用するには直像で観察可能な直接検査法が使われている(図 6, 7)[8)]．また，反射による鏡像を再度反転させて直像で観察可能なダブルミラー型レンズも開発された(図 8)[9)10)]．

1）細隙灯による前房深度評価(van Herick 法)[11)]

隅角鏡を使用せず，細隙灯顕微鏡を用いて周辺部の前房の深さを観察することにより，AOD を推定する方法で簡便であり，角膜混濁や角膜浮腫のため隅角の観察ができない症例にも有用である．方法は被検者に正面視させ，細い細隙灯のビームを輪部に接した周辺角膜に垂直にあてる．その状態で前房の最周辺部をビームと 60° の角度から観察し，角膜厚と角膜後面から虹彩表面までの距離を比較する．周辺部前房深度が角膜厚と同等あるいはそれ以上であれば(Ⅳ度)，隅角鏡検査では常に wide open とされている．しかし，Ⅱ度前後の場合，隅角鏡検査での判定とは常には一致しないとされているので，隅角鏡検査による確認が必要となる．また，当然のことながら隅角の変化(隅角後退，隅角新生血管，色素沈着等)はわからないので，隅角検査の代用ではないことを忘れてはならない．

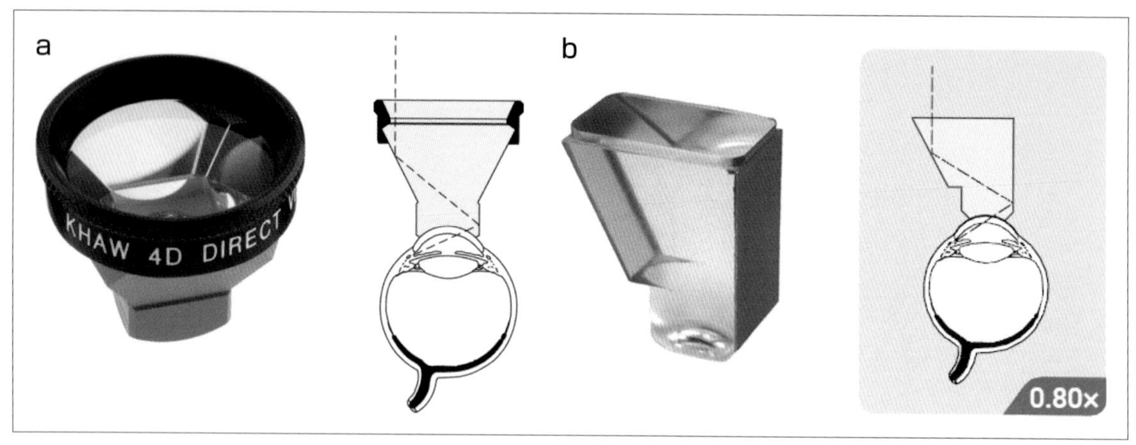

図 8．ダブルミラー型レンズ
a：検査用の Ocular Khaw 4D Direct View Gonio
b：手術用の Ocular Mori Upright Surgical Gonio Lens
（OCULAR 社：アールイーメディカル株式会社ホームページより転載）

2）超音波生体顕微鏡（ultrasound biomicroscopy：UBM）[12]

超音波で隅角断面図を描出する．隅角に加えて，毛様体，水晶体の一部も描出可能である．瞳孔ブロック，プラトー虹彩等の隅角閉塞機序，毛様体脈絡膜剝離，Zinn 小帯脆弱，水晶体亜脱臼等の診断が可能である．AOD，隅角角度，中心前房深度，虹彩厚，毛様体位置等も測定できる．

3）前眼部三次元光干渉断層計（optical coherence tomography）[13]

近赤外光を用いて，非接触，非侵襲的に前眼部断層写真を撮影できる．UBM と同様に，AOD，中心前房深度，虹彩厚の測定ができる．また隅角間距離や水晶体膨隆度の測定も可能である．Zinn 小帯や周辺水晶体の描出，測定は困難である．

4）隅角全周撮影装置（ゴニオスコープ GS-1：ニデック）[14]

ゴニオスコープ GS-1 は静的隅角検査画像を，短時間で自動的に取得できる隅角全周撮影装置である．撮影は暗室で行う．点眼麻酔後，専用ゲル（GS ゲル）を塗布した 16 面マルチミラープリズムを患者角膜表面に近接配置し，隅角および隅角周辺部に白色光を投影し，反射光をとらえることで，画像を取得する．上下左右方向の位置調整は，機械のオートトラッキング機能で行われるため，検者はある程度の前後調整を行うだけで良い．他の眼科検査機器と同様に，眼科医以外でも撮影可能であり，片眼あたり 1 分程度で患者隅角の 360° 画像を撮影できるため，検査を効率化でき，患者検者双方の負担を軽減できる．また，マルチミラープリズムは，従来の隅角鏡よりも接眼面積が小さく，検査時間も短時間なため，患者の隅角検査に伴う苦痛を軽減することが期待できる．

2．隅角の機能検査：誘発試験[15)～21)]

1）検査対象

眼圧が「正常範囲内」にあり，視神経乳頭，視野の所見から緑内障が疑われる症例で「正常眼圧緑内障患者かどうか」を確定するための補助手段として誘発試験がある．

2）目標と限界

誘発試験を行って有意な眼圧上昇がみられた場合には「正常眼圧緑内障」ではなく，「開放隅角緑内障」あるいは「慢性閉塞隅角緑内障」という診断がつく．ただ誘発試験を行ってもかなりの数の「偽陽性，偽陰性」が存在するので，誘発試験陽性は単に緑内障の疑いを増し，より綿密な管理の必要性を示唆する所見である．

3）検査方法

a）閉塞隅角眼に対する誘発試験

散瞳試験，暗室試験，うつむき試験（暗室うつむき試験）がある．隅角閉塞は，周辺虹彩前癒着による恒常的な隅角閉塞をきたす「器質的隅角閉塞」と，生理的条件によって隅角が閉塞したり，しなかったりする「機能的隅角閉塞」に分けられる．誘発試験は後者による眼圧上昇の有無を調べるのが目的であり，散瞳や水晶体および毛様体の前方移動等により機能的隅角閉塞を誘発するものである．誘発試験の意義の1つは，「隠れた高眼圧を明らかにする」ことにある．狭隅角を呈する眼圧正常眼において，誘発試験が陽性となれば隅角閉塞による高眼圧が起こりうると考えて良い．狭隅角眼における誘発試験のもう1つの重要な意義は，「高眼圧のメカニズムが隅角閉塞によるのか否かを明らかにする」点にある．レーザー虹彩切開術施行眼に高眼圧が認められる場合，それがcombined mechanismによるものなのか，機能的隅角閉塞の残存なのか判然としない場合は多い．こうした症例で誘発試験が陽性であれば，機能的隅角閉塞が強く示唆される．暗室うつぶせ試験は1972年Harrisら，1968年Hyamsらによって推奨された．Harrisらによると，狭隅角群ではうつぶせ試験で50％の陽性率，暗所うつぶせ試験で90％の陽性率，開放隅角群での偽陽性はごくわずかとのことであった．しかし1993年Wilenskyらの狭隅角，浅前房緑内障患者の追跡研究では，暗室うつぶせ試験の陽性率は低かった．

b）開放隅角緑内障に対する誘発試験

飲水試験と散瞳試験がある．飲水試験は短時間に大量の水を飲み，眼圧上昇の程度により早期の開放隅角緑内障を診断しようと考案された試験である．飲水試験は5分間で1,000 m*l*(もしくは500 m*l*)の飲水を行い，飲水前後での眼圧の変化を測定する．試験前2時間は絶飲食を行う．飲水後の眼圧測定は15分間隔で3～4回行う．眼圧上昇は持続することもあれば，すぐに改善することもある．眼圧上昇の機序は不明であるが，飲水後の強膜上静脈圧上昇が報告されており，房水流出の逆流が原因として示唆される．また開放隅角眼では脈絡膜厚が20％増大するとの報告や閉塞隅角眼では脈絡膜厚変化が容易に起こりうるとの報告もあり，これらが眼圧上昇に影響している可能性もある．飲水試験は緑内障診断試験ではなく，陰性陽性の結果もないが，眼圧の日内変動内でのピーク眼圧との相関があると考えられている．このような特性から，眼圧下降療法の質の評価や眼圧コントロール不良の早期検出等に活用できるものと思われる．散瞳試験は閉塞隅角でも有効な負荷試験であるが，色素散布症や落屑症候群では散瞳に伴う色索の散布により眼圧上昇が起こりうる．

文　献

1） Yamamoto T, Iwase A, Araie M, et al：The Tajimi Study report 2 prevalence of primary angle closure and secondary glaucoma in a Japanese population. Ophthalmology, **112**：1661-1669, 2005.

2） 川瀬和秀：I．構造とその病態 F．緑内障 3．緑内障の検査と診断 3）隅角検査と前眼部画像解析．眼科学第3版(大鹿哲郎編)．文光堂，2019.

3） Hogan MJ, Alvarado JA, Weddell JE：Histology of the Human Eye. WB Saunders, Philadelphia, 1971.

4） 杉山哲也：房水の動体と生化学．眼科プラクティス6 眼科臨床に必要な解剖生理(大鹿哲郎編)．文光堂，pp. 146-151，2005.

5） 新家　眞：眼科診療プラクティス10 緑内障診療の進め方(丸尾敏夫ほか編)．文光堂，pp. 219-223, 1994.

6） 渡邉郁緒：緑内障．眼科診療プラクティス93 眼科学の歴史(大庭紀雄編)．文光堂，pp. 94-99, 2003.

7） 布田龍佑，白土城照，山本哲也：隅角アトラス(北澤克明編)．医学書院，1995.

8） 川瀬和秀：隅角検査の実際，いつ診るか，どう診るか．あたらしい眼科，**23**(8)：979-987，2006.

9） Iwasaki N, Takagi T, Lewis JM, et al：The double-mirror gonioscopic lens for surgery of the anterior chamber angle. Arch Ophthalmol, **115**(10)：1333-1335, 1997.

10） Mori K, Ikushima T, Ikeda Y, et al：Double-mirror goniolens with dual viewing system for goniosurgery. Am J Ophthalmol, **143**(1)：154-155, 2007.

Summary 隅角癒着解離術と線維柱帯切開術眼外法において，ダブルミラーゴニオレンズを従来のスワンジャコブゴニオプリズム(SJG)と比較し，有用性を確認した報告で，術中合併症は，術式や使用器具に関係なくみられなかった．SJG群

は隅角を観察し操作するために，30°以上頭を傾ける必要があったが，ダブルミラーゴニオレンズ群では、頭を傾けることなくすべての構造を観察し，操作することができ，ダブルミラーゴニオレンズは，SJGよりも隅角手術に適していることを示した．

11）酒井　寛：van Herick法の実際と意義．臨床眼科，**63**(11)：47，2009.

12）Vasquez LM, Giuliari GP, Halliday W, et al：Ultrasound biomicroscopy in the management of retinoblastoma. Eye(Lond), **25**(2)：141-147, 2011.

13）Müller M, Geerling G：Optische Kohärenztomographie des vorderen Augenabschnittes bei Glaukom[Anterior segment optical coherence tomography in glaucoma]. Klin Monbl Augenheilkd, **225**(3)：194-199, 2008.

14）Matsuo M, Pajaro S, De Giusti A, et al：Automated anterior chamber angle pigmentation analyses using 360° gonioscopy. Br J Ophthalmol, **104**(5)：636-641, 2020.

15）直井信久：誘発試験．眼科診療ガイド(眼科診療プラクティス編集委員編)．文光堂, pp. 490-491, 2004.

16）栗本康夫：誘発試験の有用性．眼科プラクティス11 緑内障診療の進めかた．文光堂, pp. 138-139, 2006.

17）広瀬文隆：13眼圧検査 3)誘発検査．眼科検査ガイド第2版(根木　昭監)．文光堂，2016.

18）Harris LS, Galin MA：Prone provocative testing for narrow angle glaucoma. Arch Ophthalmol, **87**(5)：493-496, 1972.

19）Hyams SW, Friedman Z, Neumann E：Elevated intraocular pressure in the prone position. A new provocative test for angle-closure glaucoma. Am J Ophthalmol, **66**(4)：661-672, 1968.

20）Wilensky JT, Kaufman PL, Frohlichstein D, et al：Follow-up of angle-closure glaucoma suspects. Am J Ophthalmol, **115**(3)：338-346, 1993.

21）Susanna R Jr, Clement C, Goldberg I, et al：Applications of the water drinking test in glaucoma management. Clin Exp Ophthalmol, **45**(6)：625-631, 2017.

Monthly Book

OCULISTA
オクリスタ

2023. 3 月増大号

No. 120

今こそ学びたい！眼科手術手技のABC

代表的な眼科手術手技の基本について
丁寧に解説された本特集は、
これから学ぶ方はもちろん、
専門外の手術を知りたい方にも
おすすめの一冊です！

編集企画

太田俊彦
順天堂大学医学部附属静岡病院特任教授

2023年3月発行　B5判　166頁
定価5,500円（本体5,000円+税）

目　次

- 針と麻酔の科学
- 術者と術野の消毒、感染予防・治療対策
- 眼瞼手術
- 霰粒腫手術
- 涙道内視鏡手術
- 涙嚢鼻腔吻合術
- 翼状片手術
- 斜視手術
- 角膜手術
- 白内障手術
—超音波乳化吸引術（PEA）、後嚢破損時の対処法—
- 白内障手術
—特殊症例：散瞳不良・小瞳孔例、チン小帯脆弱・断裂例—
- 白内障手術
—IOL 二次挿入術・27G 鑷子を用いたレンズ強膜内固定術—
- 緑内障手術—トラベクレクトミー—
- 緑内障手術—低侵襲緑内障手術（MIGS）—
- 緑内障手術—チューブシャント手術—
- 網膜硝子体手術—裂孔原性網膜剝離—
- 網膜硝子体手術—黄斑手術—
- 網膜硝子体手術—増殖硝子体網膜症—
- 眼窩手術
- 屈折矯正手術—LASIK＆ICL—

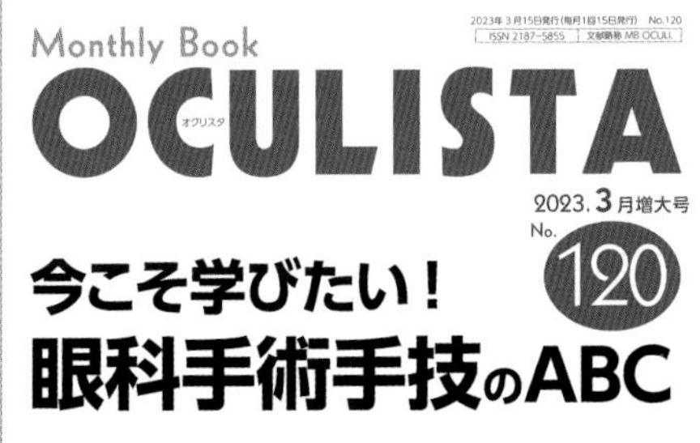

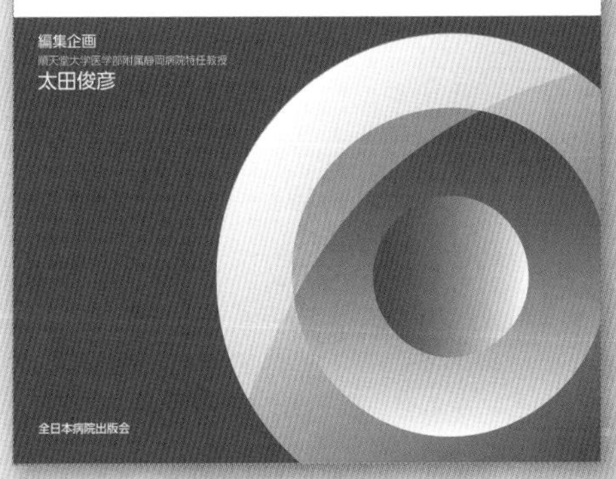

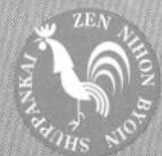

全日本病院出版会　〒113-0033 東京都文京区本郷 3-16-4　Tel:03-5689-5989
www.zenniti.com　Fax:03-5689-8030

MB OCULI. No. 129：10－14, 2023

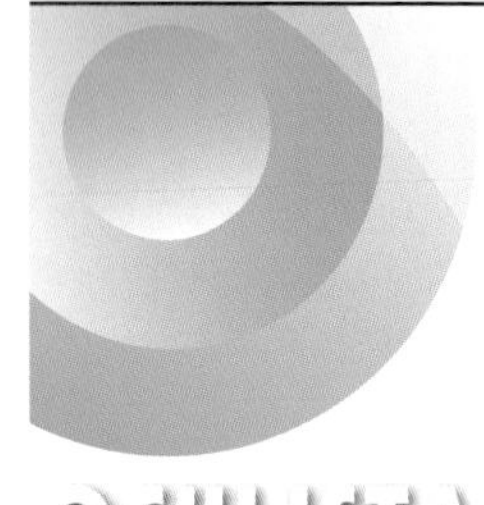

特集／隅角検査道場―基本と実践―

隅角鏡で診る隅角検査所見

OCULISTA

三嶋弘一*

Key Words： 隅角鏡(gonioscope), 静的隅角鏡検査(static gonioscopy), 動的隅角鏡検査(dynamic gonioscopy), 器質的隅角閉塞(周辺虹彩前癒着, peripheral anterior synechiae：PAS), 隅角結節(angle nodule), 隅角新生血管(angle neovascularization)

Abstract：隅角鏡検査は緑内障診療において必須の検査である．隅角開大度の評価では静的隅角鏡検査および動的隅角鏡検査の両方を駆使することで，機能的隅角閉塞，および器質的隅角閉塞の評価が可能である．正常隅角所見を把握し，隅角異常所見を見つけることで，ぶどう膜炎，外傷性緑内障，血管新生緑内障，小児緑内障の診断に役立つ．

はじめに

隅角鏡検査は，緑内障診療において必須の検査である．日常外来診療においては細隙灯顕微鏡と隅角鏡を用いて行う．この場合，隅角鏡内に仕込まれた反射板を用いて隅角を観察する間接隅角鏡を用いることが多い．代表的なものとして，Goldmann 隅角鏡(図 1)や Sussman 四面鏡(図 2)がある．隅角の詳細な観察には Goldmann 隅角鏡が適しているが，スコピゾル等の角膜装着補助剤が必要であり，被験者の不快感も強い．その点，Sussman 四面鏡では角膜接触面積が小さく，上記の装着補助剤が不要であるため，検査後にも視力検査や視野検査等の視機能検査が施行可能であり，被験者の不快感も少ない．しかし，圧迫の影響が出やすく，角膜に皺が寄り，隅角映像が乱れやすい欠点がある．

* Koichi MISHIMA, 〒158-8531 東京都世田谷区上用賀 6-25-1 公立学校共済組合関東中央病院眼科，部長

正常隅角所見

正常開放隅角の隅角像を図 3 に示す．正常隅角では，以下の各部位が認められる．

1．シュワルベ線

シュワルベ線はデスメ膜の終わる部分に相当して存在し，前房内に突起する隆起としてみられる．線維柱帯色素帯とは別に色素沈着している場合もある．特に落屑緑内障眼では，シュワルベ線の前方に波状の色素沈着がみられることもあり，Sampaolesi 線と呼ばれている．

2．線維柱帯

シュワルベ線と強膜岬の間に線維柱帯が位置する．線維柱帯の中央から強膜岬側は，機能的線維柱帯に相当し，色素帯として観察されることがある．

3．強膜岬

強膜岬は毛様体帯と線維柱帯の間の白い線として観察される．しばしば虹彩突起がその表面にみられる．

4．毛様体帯

毛様体帯は毛様体の前面に相当し，灰黒色の帯として観察される．

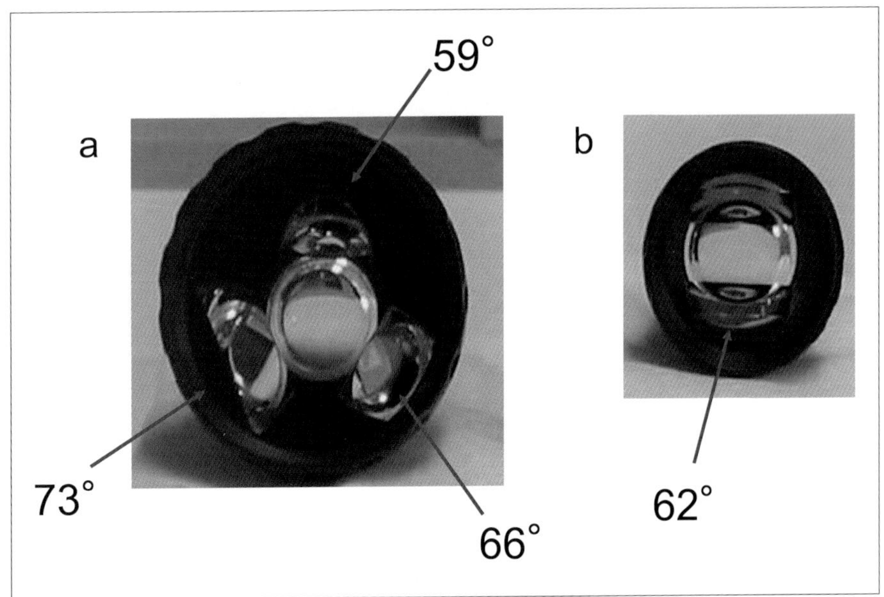

図 1.
Goldmann 隅角鏡
a：三面鏡
b：二面鏡

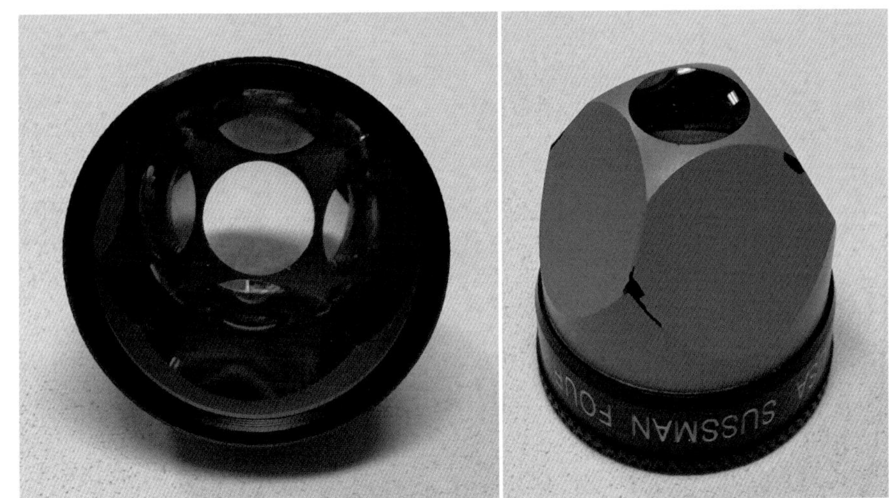

図 2.
Sussman 四面鏡
鏡の角度は 64°

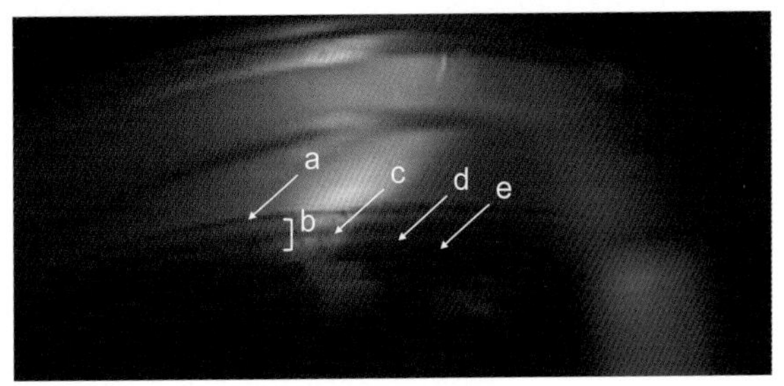

図 3. 正常開放隅角
a：シュワルベ線
b：線維柱帯
c：色素帯
d：強膜岬
e：毛様体帯

隅角鏡による評価項目と代表的な異常所見

1．隅角開大度の評価

浅前房，狭隅角眼では，隅角閉塞を起こすリスクがあり，隅角開大度の評価が重要になる．隅角閉塞の正確な診断には，静的隅角鏡検査と動的隅角鏡検査の両方を用いて行うことが重要である[1]．

1）静的隅角鏡検査（static gonioscopy）（図 4-a）

隅角閉塞は散瞳状態にて，より起こりやすい．なので，暗所下にて細隙灯顕微鏡の光量を極力下げ，瞳孔領に光を入れずに隅角鏡で眼球を圧迫しないようにし，第一眼位における自然散瞳状態で

a．静的隅角鏡検査

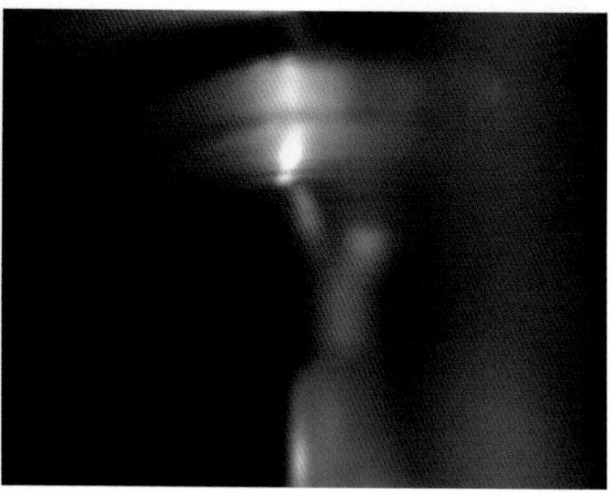
b．動的隅角鏡検査

図 4.

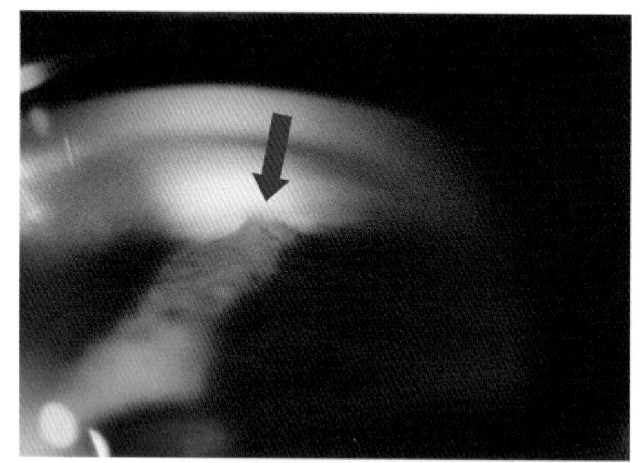
図 5．器質的隅角閉塞(周辺虹彩前癒着，peripheral anterior synechiae：PAS)

の隅角開大度を評価する．このとき，線維柱帯色素帯が観察できなければ，隅角閉塞を起こしていると考えてよい．しかし，静的隅角鏡検査のみでは，非器質的(機能的)隅角閉塞と器質的隅角閉塞を区別できない．

2）動的隅角鏡検査(dynamic gonioscopy)(図 4-b)

細隙灯顕微鏡の光量を上げて縮瞳させ，隅角鏡または眼位を傾けて圧迫を加えることにより隅角を開大させる．これによって，器質的隅角閉塞(周辺虹彩前癒着，peripheral anterior synechiae：PAS)(図 5)の有無や範囲を診断する．

隅角開大度評価の記載法としては，Shaffer 分類，Scheie 分類が用いられることが多いが，角度分類である Shaffer 分類が望ましい．

〈Shaffer 分類〉

Grade 0：隅角閉塞が生じている(隅角角度 0°)

Grade 1：隅角閉塞がおそらく起こる(隅角角度 10°)

Grade 2：隅角閉塞は起こる可能性がある(隅角角度 20°)

Grade 3〜4：隅角閉塞は起こりえない(隅角角度 20〜45°)

2．器質的隅角閉塞の評価

上記にて診断した器質的隅角閉塞(PAS)はその範囲をチャート形式に記載したり，全周(360°)に対する PAS の占める割合を PAS index として評価する．PAS は，原発閉塞隅角症(primary angle closure：PAC)や原発閉塞隅角緑内障(primary angle closure glaucoma：PACG)において認められるだけでなく，ぶどう膜炎や血管新生緑内障においても認められる．

3．隅角色素沈着の評価

隅角色素沈着の程度分類としては，Scheie の分類がある．0 度(色素沈着なし)から 4 度(高度な色素沈着)に分けて評価する．色素沈着が強い例としては，狭隅角眼では機能的隅角閉塞の程度にもよるが，一般に色素沈着が強ければ，その部分にて隅角閉塞を繰り返している可能性が高い場合がある．また，落屑緑内障において色素沈着が強い場合がある．典型的には色素緑内障や pigment dispersion syndrome において強い色素沈着が認められる．また，Posner-Schlossman 症候群では，健常眼に比較し，罹患眼のほうが色素沈着が弱いことが知られている．

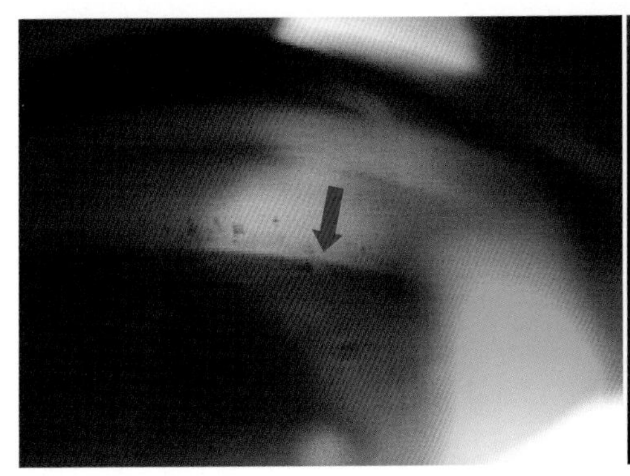
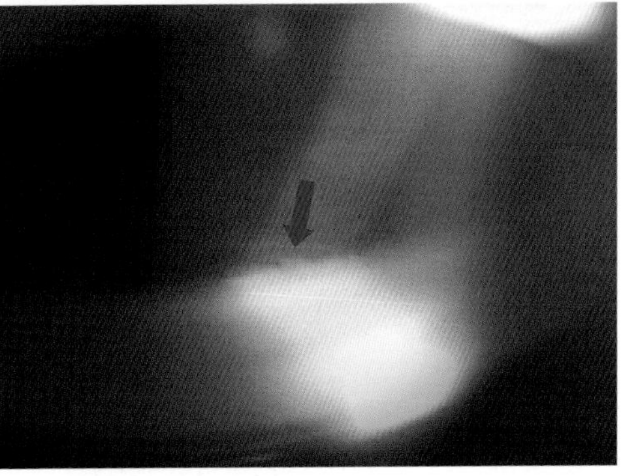

図 6．隅角結節

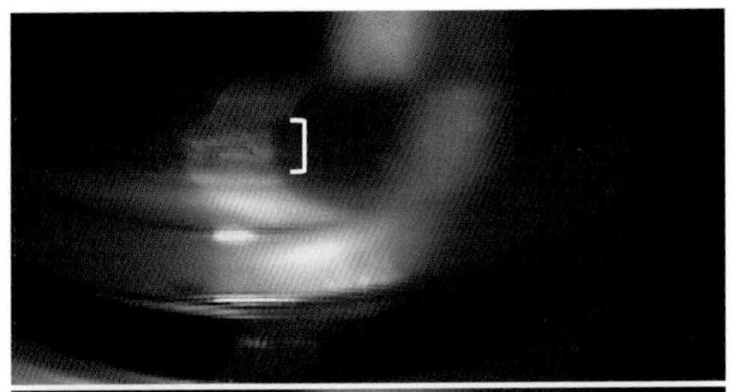
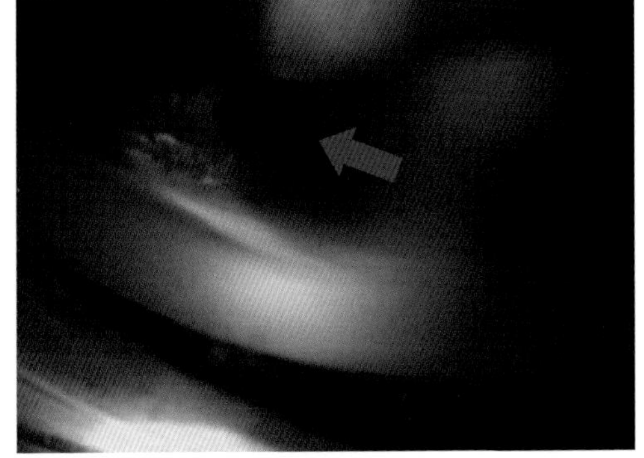

a/b 図 7．
a：隅角後退
b：虹彩離断

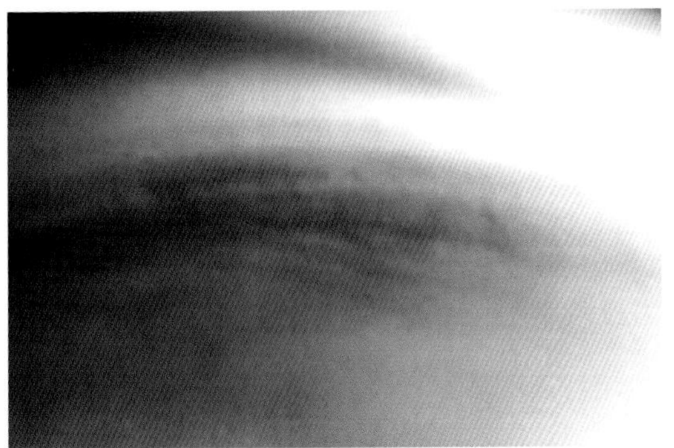

図 8．隅角新生血管

4．隅角異常所見の評価

1）隅角結節(図 6)

隅角に認められる灰白色の結節性滲出物である．類上皮細胞やリンパ球からなる肉芽腫と考えられており，活動性のあるぶどう膜炎(特に肉芽腫性ぶどう膜炎)において認められることが多い．一般にぶどう膜炎の活動性が高ければ，角膜後面沈着物の増加や前房内細胞の増加，フレアの増強等が認められるが，これらの所見が認められなくても，隅角結節の出現または増加のみを認める場合があるので注意が必要である．その他，ぶどう膜炎にて認められる隅角所見としては，非肉芽腫性ぶどう膜炎の場合，前房蓄膿がある．高度な場合，細隙灯顕微鏡での前方からの観察で確認できるが，軽度の場合，隅角鏡にて下方隅角を観察しなければ確認できないこともある．

2）隅角後退(図 7-a)，**虹彩離断**(図 7-b)

鈍的外傷を受けた場合，前房内圧の急激な上昇により直後には前房出血を起こすことが多いが，虹彩付着部が後方に後退する隅角後退(angle recession)(図 7-a)が起こりうる．この症例ではほぼ全周性に隅角後退がみられたが，上方隅角の一部では虹彩離断(図 7-b)も認められた．隅角後退が広範に認められた場合，のちに外傷性緑内障を発症する可能性が高い．鈍的外傷後の症例では，外傷性緑内障のリスクを説明し，たとえ自覚症状がなくても定期的な眼科受診を勧めるべきである．

3）隅角新生血管(図 8)

糖尿病網膜症，網膜中心静脈閉塞症，網膜中心動脈閉塞症，眼虚血症候群等の高度な虚血性病変において，網膜周辺部からさらに前方に虚血が進行した場合，隅角血管新生を起こす．新生血管の

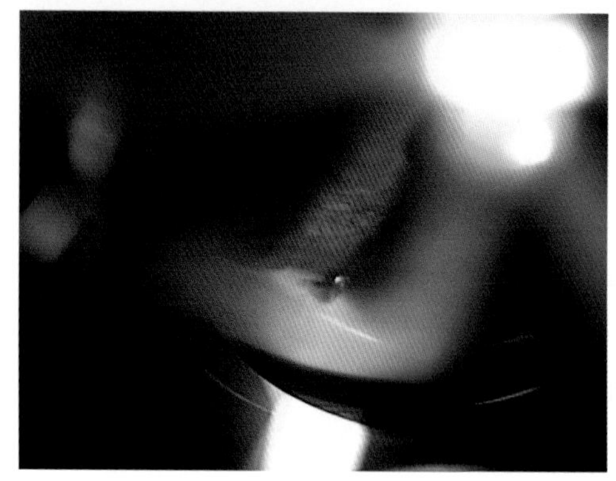

図 9. エクスプレス術後の隅角像

特徴として，毛様体前面から立ち上がった血管が線維柱帯色素帯まで達しており，分枝していること等がある．図 8 では隅角は開放しており，血管新生緑内障の開放隅角期と思われる．さらに病態が進むと周辺虹彩前癒着を形成し，閉塞隅角期に移行する．

4）虹彩高位付着

原発小児緑内障では隅角形成異常により隅角の発達が不十分なことから，虹彩が強膜岬より前方に付着しており，強膜岬が観察できない．症例により，線維柱帯色素帯のやや上方までの間に虹彩が付着する場合もある．

5）緑内障手術デバイス

近年，緑内障濾過手術においても，従来の線維柱帯切除術だけでなく，エクスプレス（図 9）やプリザーフロマイクロシャント等を用いる緑内障治療用インプラント挿入術（プレートのないもの）や，バルベルトやアーメド等の緑内障治療用インプラント挿入術（プレートのあるもの）等が行われている．これらデバイスの隅角での状態も隅角鏡検査にて確認可能である．

5．隅角鏡検査のタイミング

緑内障疑い，もしくは緑内障と診断されている症例では，初診時に隅角鏡検査を施行する．開放隅角眼の場合，Sussman 隅角鏡を用いたほうが患者負担も少なく，その後の検査もスムースに行える．原発閉塞隅角症あるいはその関連疾患（狭隅角眼を含む）では，Goldmann 隅角鏡を用いて暗所下での静的隅角鏡検査，それに引き続いて動的隅角鏡検査を行うことが重要である．また隅角閉塞が軽度もしくは認められない場合でも，継時的に水晶体厚の増加に伴い，さらなる隅角狭小化を起こしうるので，長めのスパンでの経時的な隅角観察は重要と考えられる．外傷後では，直後には前房出血のため隅角観察が難しい場合がある．その場合は出血が引いてから隅角検査を行う．ぶどう膜炎や眼底疾患の場合でも隅角鏡検査は重要である．また，原因不明の眼圧上昇を認めた場合も隅角鏡検査を行うことで，病態解明の助けになることがある．

文　献

1）日本緑内障学会緑内障診療ガイドライン改訂委員会：緑内障診療ガイドライン（第 5 版）．日眼会誌，**126**：85-177，2022.
Summary 隅角鏡検査の概要が記載されている．

MB OCULI. No. 129：16－22, 2023

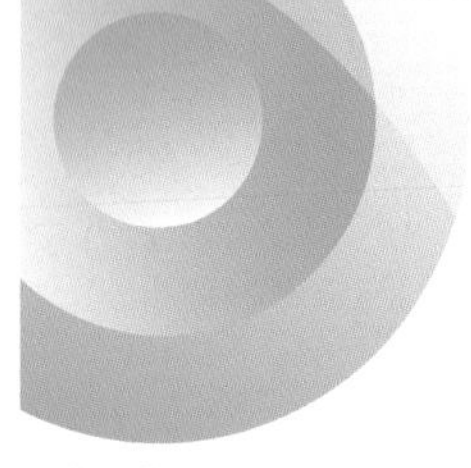

特集／隅角検査道場―基本と実践―

UBMで診る隅角検査所見

小島　祥*

Key Words： 超音波生体顕微鏡(ultrasound biomicroscopy：UBM)，原発閉塞隅角緑内障(primary angle-closure glaucoma：PACG)，瞳孔ブロック(pupillary-block)，プラトー虹彩(plateau iris)，毛様体脈絡膜剝離(ciliochoroidal detachment)

Abstract：緑内障診療において前眼部検査は非常に重要である．前眼部検査の基本は，細隙灯顕微鏡検査と隅角鏡検査であるが，光学的検査で観察できる部位には限界があり，それを補うために超音波生体顕微鏡(ultrasound biomicroscopy：UBM)や前眼部OCT検査が必要となる．UBMは前眼部組織の微細構造を高解像度な断面像として描出することができる検査機器である．最近では前眼部OCTが普及し，前眼部の断面像を簡便に撮影できるようになったが，UBMは前眼部OCTよりも組織深達度が高く，前眼部OCTでは描出できない毛様体が観察できることは大きな利点である．閉塞隅角のメカニズムには毛様体の構造が深くかかわっており，閉塞隅角症・閉塞隅角緑内障の診断にもUBMは有用である．前眼部検査においては，細隙灯顕微鏡検査・隅角鏡検査，前眼部OCT，UBMのそれぞれの検査の特徴を理解し，相補的に活用するのが望ましい．

はじめに

緑内障診療において前眼部検査は非常に重要である[1]．隅角観察においては隅角鏡を用いた隅角鏡検査が基本となるが，隅角鏡では観察できない虹彩裏面や毛様体の構造や前眼部の断面像を捉えるのには超音波生体顕微鏡(ultrasound biomicroscopy：UBM)が有用である[2)～4]．最近では前眼部OCTが普及し，前眼部の断面像を簡便に撮影できるようになったが，UBMは前眼部OCTよりも組織深達度が高く，前眼部OCTでは描出できない毛様体の観察においてUBMは欠かせない検査機器である．本稿では，UBMの特徴や撮影方法をまとめ，実際の臨床症例を呈示しながら，緑内障診療におけるUBMの活用について解説する．

* Sachi KOJIMA，〒860-8556　熊本市中央区本荘1-1-1　熊本大学大学院生命科学研究部眼科学講座，講師

UBMの特徴

UBMは1990年にPavlinらによって高周波・高解像度超音波診断装置として開発された[5]．原理は，基本的には通常の眼科診療で使用するB-モード超音波検査装置と同様だが，より高周波の振動子を用いることで前眼部の高解像度な断面像が得られる．そのため前眼部の詳細な構造を捉えられ，定量的評価ができるのが特徴である．また観察光を必要としないことから暗所での検査が可能であり，自然散瞳状態による隅角所見が観察できる点や明暗による所見の変化が捉えられる点も特徴となる[6]．組織深達度にも優れており，隅角鏡検査では観察できず，前眼部OCTでも描出困難な虹彩裏面や毛様体の形状を観察することもできる．角膜混濁の影響を受けずに検査が可能であることは利点で，緑内障発作時等，角膜浮腫が著明な状態や角膜混濁で前房隅角の透見性が不良な

条件下でも前眼部の構造を捉えることができる．一方で，捉える構造が断面像であるため，隅角の新生血管や結節，色素沈着等の評価はできない．また検査時にプローブを接眼させる侵襲や，撮影する画像は1断面であるため，目的とする画像を描出するのに検者の熟練を要する点は欠点となる(表1)．

表 1． UBMの特徴

利点
・断面像が捉えられる ・虹彩裏面や毛様体の観察ができる ・自然散瞳状態の隅角所見が得られる ・動的な観察が可能 ・角膜混濁の影響を受けない
欠点
・新生血管，炎症性滲出物，色素沈着等の観察ができない ・検査時にプローブを接眼する侵襲がある

機種および検査方法

トーメーコーポレーション社の超音波画像診断装置が多くの施設で使用されており，本稿ではトーメーコーポレーション社の超音波画像診断装置 UD-8000(UBM プローブ UD-8060)について解説する．装置は画像を表示するモニターと超音波を発するプローブから構成されている．UD-8060は60 MHz 高周波振動子が採用されており，分解能(軸方向：50 μm，横方向：50 μm)に優れている．幅9 mm，深さ7 mm の表示範囲で，前眼部(結膜，角膜，前房，虹彩，後房，毛様体，水晶体の前面，網脈絡膜最周辺部)の高解像度な断面像が得られる(図1)．

1．検査方法

従来は，アイカップを使用した水浸法であったが，UD-8060ではアイカップなしでの検査が可能となった．接眼部に単回使用のソフトメンブレンを装着し，プローブ内を精製水で満たす．これにより超音波検査に必要な水槽とプローブが一体となりアイカップ使用による煩雑さが解消された．被験眼に局所麻酔薬を点眼し，プローブを直接眼に当てて検査を行う(図2)．座位やうつむき位での検査も可能である．検査時間も短縮され，アイカップ使用の水浸式と比較してより低侵襲な検査となった．

2．検査時の注意点

基本的には暗室で行う．プローブは角膜に対して垂直に当てる．角膜の前面と後面に高輝度で明瞭な反射線が描出され，強膜岬が確認できる断面図が良質な画像である．撮影像は隅角360°のうちの1断面であり，隅角鏡検査所見を意識しながら

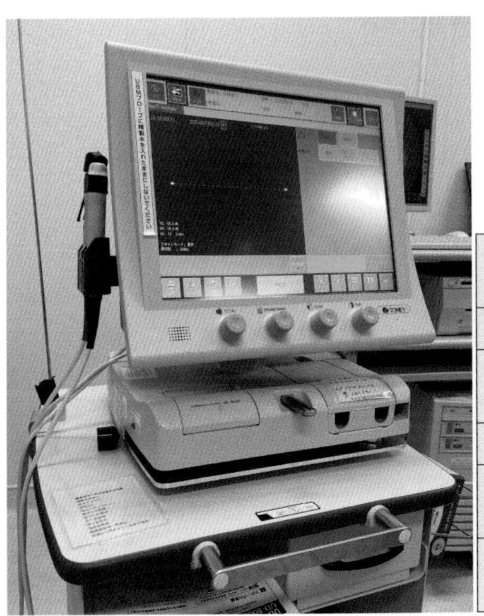

機種名	UD-8000 UBM プローブ UD-8060
撮影原理	超音波　60 MHz
分解能	軸方向：50 μm 横方向：50 μm
スキャンスピード	10 枚/秒
表示範囲	幅：9 mm 深さ：7 mm
観察目的部位	結膜・角膜・前房・虹彩・後房 毛様体・水晶体前面・網脈絡膜最周辺部

図 1． UBM 機器(UD-8000 トーメーコーポレーション)

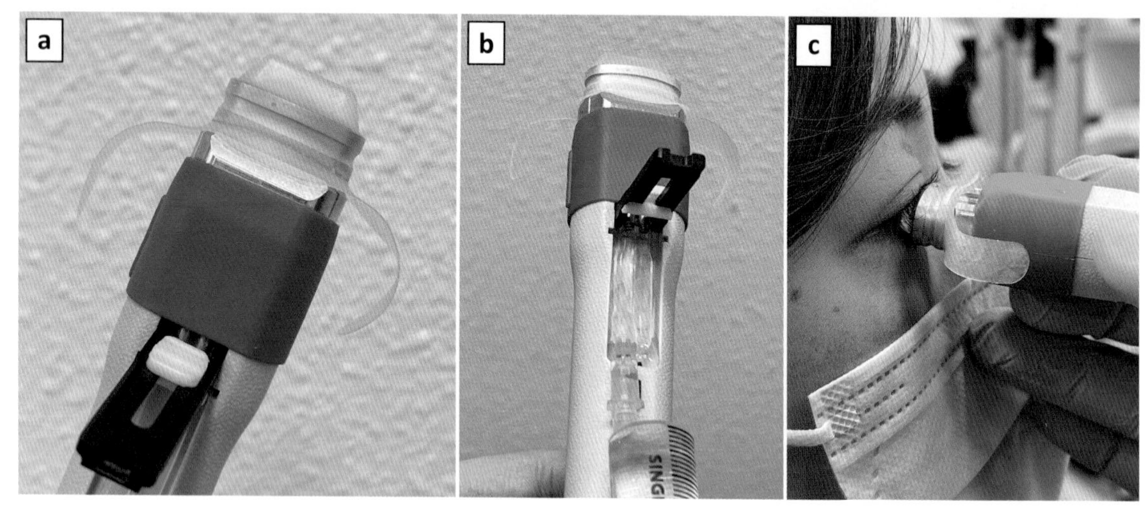

図 2. UBM プローブ(UD-8060)と検査風景
接眼部に単回使用のソフトメンブレンを装着し(a), プローブ内を精製水で満たす(b).
検査はプローブを眼に直接当てて行う(c).

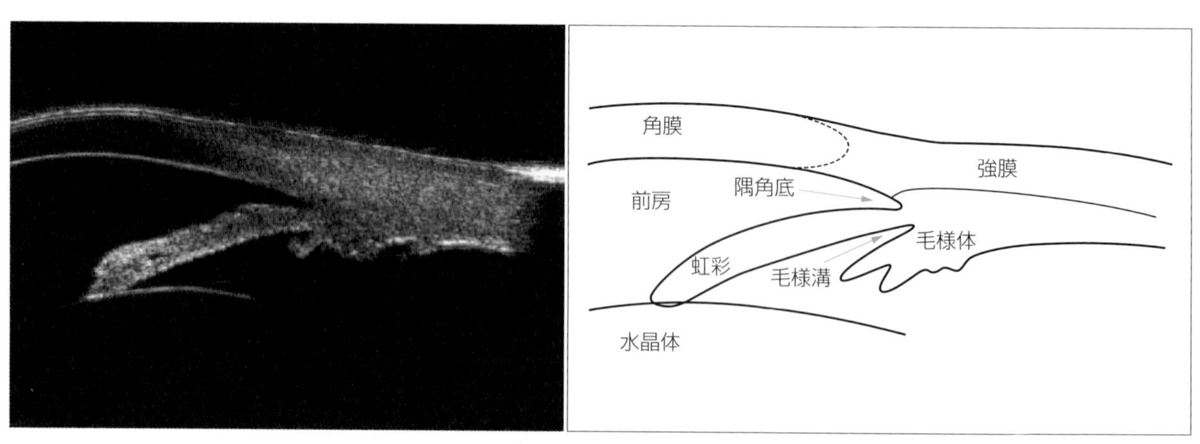

図 3. 正常の UBM 画像

所見をとるよう心がける. 少なくとも4方向(上下左右)の画像を記録する.

検査所見の診かた

正常の UBM 所見を図 3 に示す[2)4)]. まず, 強膜岬とシュワルベ線を確認する. 強膜岬は毛様体と強膜の境界線が角膜内面と交差する点で, UBM で常に確認できる基準点となる. シュワルベ線は角膜後面の反射線の最も隅角底に近い部分にあたる(図 4-a). 虹彩は前方に軽度凸状または平坦で, 毛様体突起との間に毛様溝を認める. 毛様体は虹彩と強膜の後方にあり, 毛様体突起からなる皺襞部と扁平部からなる. 代表的な定量的指標として隅角開大度を示す AOD(angle opening distance) 500, 毛様体の位置を示す線維柱帯毛様体突起間距離 TCPD(trabecular-ciliary process distance), TIA(trabecular iris angle), ACD(anterior chamber depth)等がある(図 4-b)[7)]. AOD500 は強膜岬から 500 μm の位置での線維柱帯から虹彩面までの距離, TCPD は強膜岬から 500 μm の位置での線維柱帯から虹彩に垂直な垂線上の毛様体突起までの距離, TIA は隅角底の先端から AOD500 の 2 点を結ぶ線と虹彩表面のなす角度, ACD は前房中央部における角膜内面と水晶体表面との距離と定義されている.

隅角閉塞の分類と UBM

隅角閉塞は, 虹彩周辺部が線維柱帯に接触または癒着した状態をいう. 房水流出を阻害し, 眼圧上昇の原因となる. 隅角閉塞はそのメカニズムか

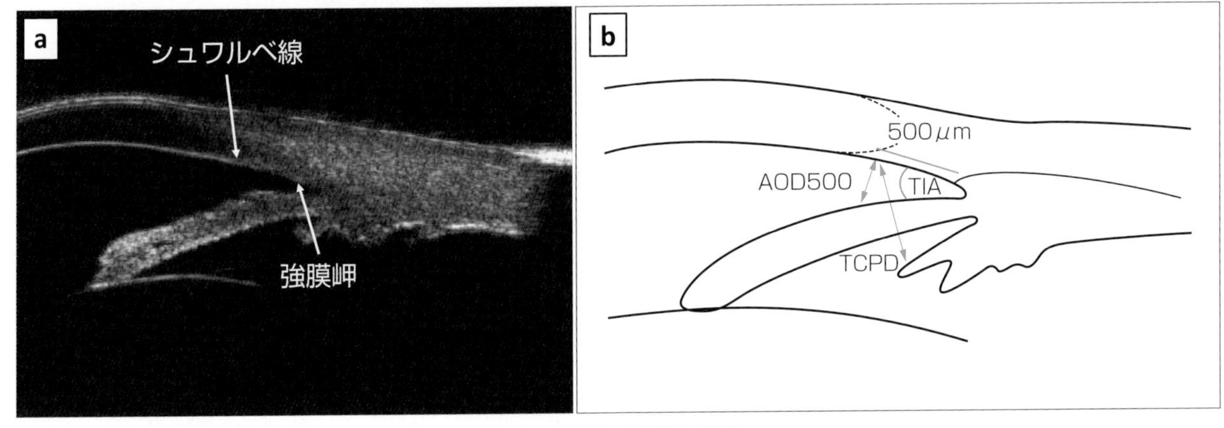

図 4. UBM の画像の指標

a：強膜岬は毛様体と強膜の境界線が角膜内面と交差する点．シュワルベ線は角膜後面の反射線の最も隅角底に近い部分にあたる．

b：AOD500 は強膜岬から 500 µm の位置での線維柱帯から虹彩面までの距離，TCPD は強膜岬から 500 µm の位置での線維柱帯から虹彩に垂直な垂線上の毛様体突起までの距離，TIA は隅角底の先端から AOD500 の 2 点を結ぶ線と虹彩表面のなす角度

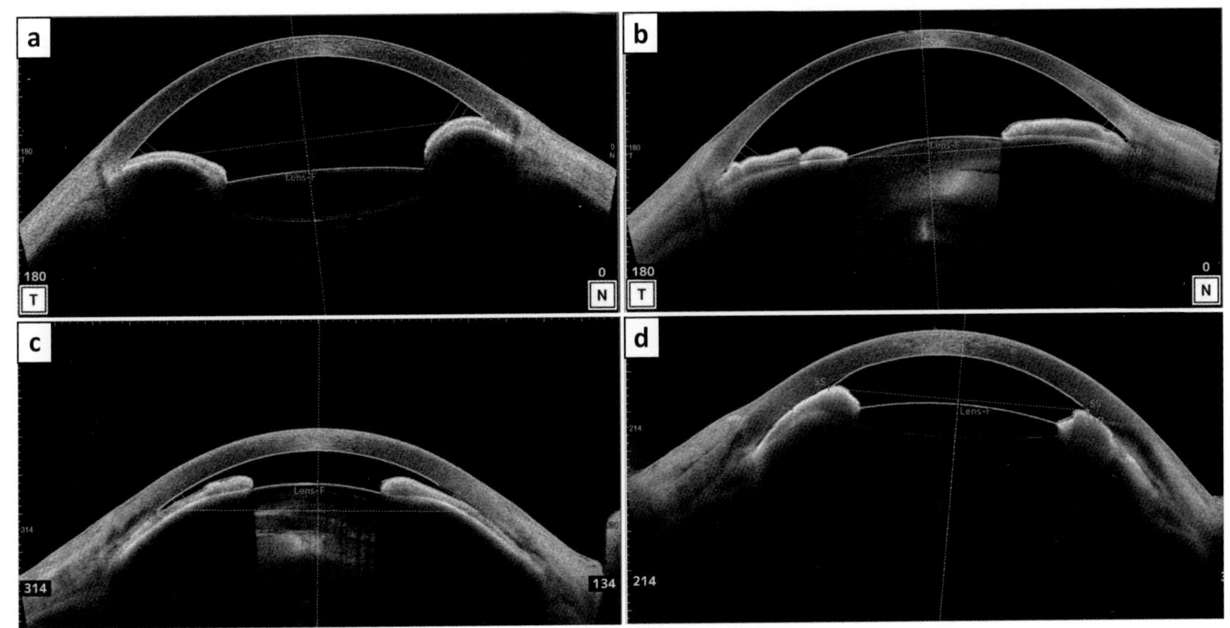

図 5. 閉塞隅角の前眼部 OCT 画像

隅角閉塞は診断可能だが，毛様体の形状を評価することはできない．

a：瞳孔ブロック

b：プラトー虹彩

c：水晶体因子

d：水晶体後方因子

ら，①瞳孔ブロック(papillary-block)，②プラトー虹彩(plateau iris)，③水晶体因子，④水晶体後方因子(毛様体，脈絡膜，硝子体等の影響)に分類される．実際の臨床ではこれらの要素が混合していることが多い．隅角が閉塞しているかどうかを知るには前眼部 OCT で概ね可能であるが(図 5)[8]，毛様体の状態や水晶体後方因子を評価するには UBM が必須であるため，閉塞隅角を診断する際には UBM を行うことが望ましい[9][10]．前眼部 OCT 所見においては固視灯による縮瞳を考慮し

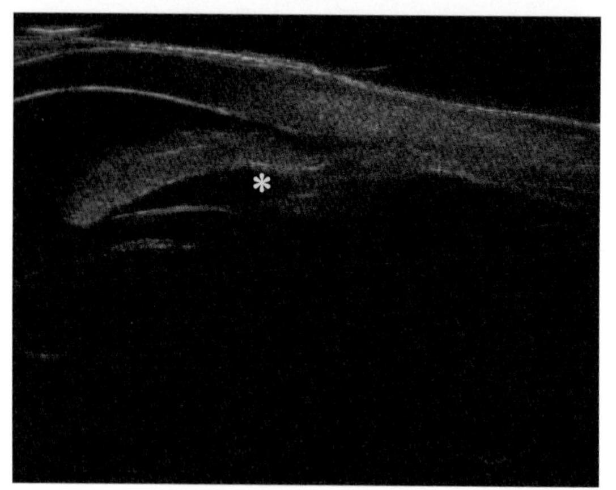

図 6. 瞳孔ブロック
前方に弯曲した虹彩と毛様溝の開大(∗)を認める.

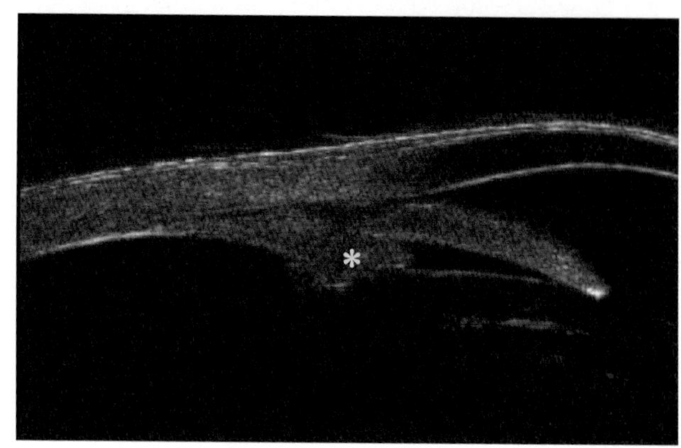

図 7. プラトー虹彩
毛様体突起の前方回旋と毛様溝の消失(∗)が確認できる. 虹彩は平坦である.

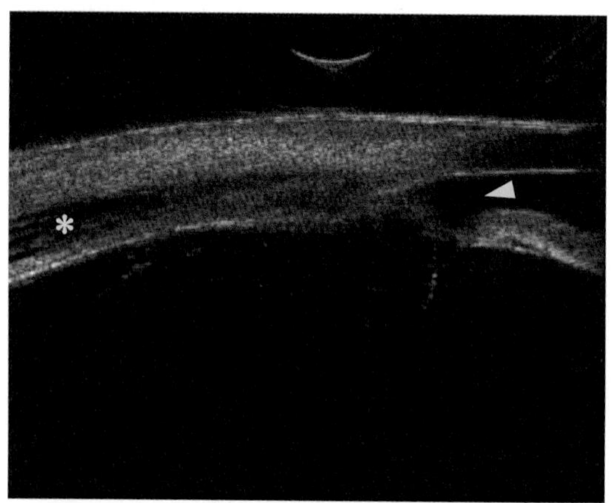

図 8. 鈍的眼外傷
隅角後退(◀)と毛様体脈絡膜剝離(∗)を認める.

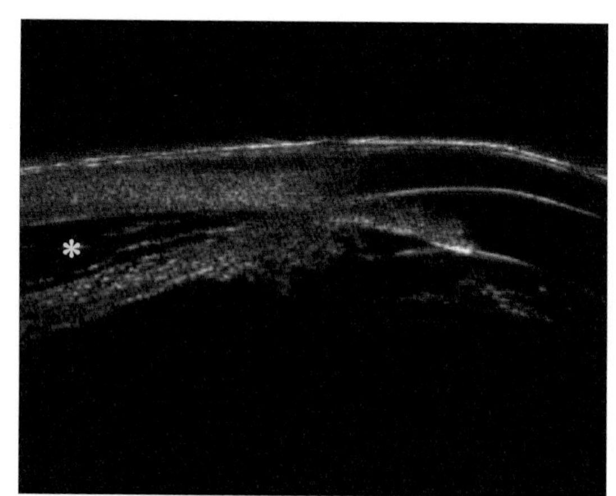

図 9. Vogt-小柳-原田病
毛様体脈絡膜剝離(∗)と毛様体の前方回旋に伴う隅角閉塞を認める.

なければならない.

1. 瞳孔ブロック(papillary-block)

虹彩の瞳孔縁と水晶体の接触部における流出抵抗が正常より増大し, うっ滞した房水による後房圧上昇で虹彩が前方に押し上げられ弯曲した状態. 毛様溝が明瞭になる(図 6). 前房内炎症の既往がある眼において虹彩後癒着が全周に生じると, 瞳孔ブロック機序により虹彩が前方へ膨隆する. この状態を膨隆虹彩(iris bombe)といい, 隅角閉塞による眼圧上昇の原因となる.

2. プラトー虹彩(plateau iris)

中心前房は正常に近い深さがあるにもかかわらず, 周辺の前房深度が浅くなっているのが特徴で, 原発閉塞隅角症・原発閉塞隅角緑内障の成因になる. 毛様体が前方回旋・偏位することで毛様溝は消失し, 虹彩根部が前方に押し上げられ, 隅角が閉塞している状態[11]. 毛様体の形態は UBM でしか評価することができず, UBM の診断的価値は高い(図 7)[12]. 虹彩形態そのものをプラトー虹彩形態(plateau iris configuration)といい, 散瞳時に隅角閉塞を生じる虹彩の形態異常をプラトー虹彩という. プラトー虹彩の結果, 生じた眼圧上昇と緑内障性視神経症についてはプラトー虹彩緑内障(plateau iris glaucoma)という.

3. 水晶体因子による隅角閉塞

落屑症候群や外傷眼等, 毛様小帯が脆弱な症例では, 水晶体の脱臼または亜脱臼により, 水晶体が前方に移動し, 瞳孔ブロックを生じることがあ

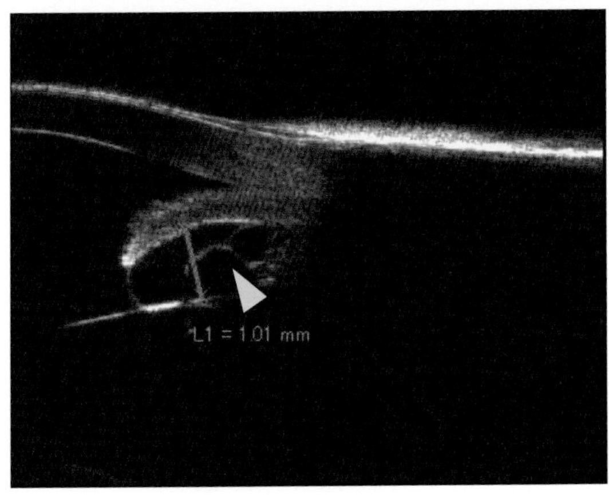

図 10. 虹彩囊胞
虹彩裏に囊胞(◀)が確認できる．虹彩を押し上げ，隅角閉塞をきたしている．

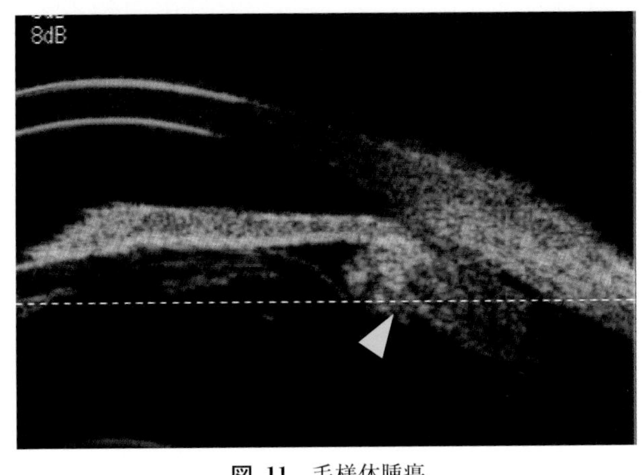

図 11. 毛様体腫瘍
充実性の毛様体腫瘍(◀)を認め，隅角閉塞に影響している．

る．また，加齢による水晶体の厚みの増加と毛様小帯の弛緩がその原因となることもある．

4．水晶体後方因子による隅角閉塞

Vogt-小柳-原田病や網膜剝離の輪状締結術後で毛様体脈絡膜剝離(ciliochoroidal detachment)を生じることがある．毛様体脈絡膜剝離が大きいと，毛様体の前方回旋により浅前房化や隅角閉塞をきたす．毛様体脈絡膜剝離では毛様体/脈絡膜上腔に房水が貯留するため，UBM では低エコー域として描出される．毛様体脈絡膜剝離は毛様体と脈絡膜の移行部付近で生じることが多いため，眼底検査では観察するのは難しく，UBM での観察が役立つ．

UBM 検査が有用な症例

1．鈍的眼外傷

外傷時の急激な前房内圧上昇で，隅角後退，虹彩離断，線維柱帯損傷，毛様体解離，毛様体脈絡膜剝離等が生じる(図 8)．毛様体解離は毛様体が強膜岬の付着部から解離した状態，毛様体脈絡膜剝離は毛様体/脈絡膜上腔に房水が貯留した状態で，低眼圧をきたすことがある．毛様体解離や毛様体脈絡膜剝離の診断には UBM が必要である．

2．Vogt-小柳-原田病

Vogt-小柳-原田病では毛様体浮腫を伴う毛様体脈絡膜剝離を生じ，毛様体の前方回旋とそれに伴う水晶体の前方偏位で浅前房化や隅角閉塞を生じることがある(図 9)．炎症に伴い急に発症することもあり，急性閉塞隅角緑内障との鑑別が重要となる．UBM で毛様体を観察すると診断は容易である．また毛様体脈絡膜剝離がより後極に及び，眼底検査で脈絡膜剝離として確認できることも多い．

3．虹彩・毛様体腫瘍

虹彩・毛様体にはさまざまな腫瘍が発生する．虹彩裏や毛様体は光学的検査では観察できないため，腫瘍の性状や大きさを評価するのに UBM は非常に有用である．また画像の計測も簡単にできるため，大きさの経時的変化の観察にも役立つ．隅角閉塞への関与等，構造変化の確認もできる(図 10，11)．

4．悪性緑内障

内眼手術をきっかけに極度の浅前房を生じる続発閉塞隅角緑内障．毛様体突起部の前方回旋や毛様体浮腫により，毛様体と水晶体または前部硝子体の間の房水流出抵抗が増加し(毛様体ブロック)，房水が後方硝子体方向に流れる(aqueous misdirection)ことで硝子体と後房の間に圧格差が生じ，浅前房をきたす．UBM では毛様体の前方回旋と硝子体による圧排が確認できる．

おわりに

UBM は前眼部組織の微細構造を高解像度な断面像として描出することができ，特に虹彩裏面や

毛様体の観察には欠かせない検査機器である．前眼部組織の構造の評価は緑内障診療において必要不可欠であり，細隙灯顕微鏡検査・隅角鏡検査，前眼部 OCT，UBM のそれぞれの検査の特徴を理解し，相補的に活用するのが望ましい．

文　献

1）日本緑内障学会緑内障診療ガイドライン改訂委員会：緑内障診療ガイドライン（第 5 版）．日眼会誌，**126**：85-177，2022.

2）Pavlin CJ, Harasiewicz K, Foster FS：Ultrasound biomicroscopy of anterior segment structures in normal and glaucomatous eyes. Am J Ophthalmol, **113**：381-389, 1992.
Summary　緑内障診療における前眼部構造の把握に UBM が有用であることを示した文献．

3）Pavlin CJ, Harasiewicz K, Sherar MD, et al：Clinical use of ultrasound biomicroscopy. Ophthalmology, **98**：287-295, 1991.

4）Dada T, Gadia R, Sharma A, et al：Ultrasound biomicroscopy in glaucoma. Surv Ophthalmol, **56**：433-450, 2011.
Summary　代表的な UBM 所見が紹介されている．

5）Pavlin CJ, Sherar MD, Foster FS：Subsurface ultrasound microscopic imaging of the intact eye. Ophthalmology, **97**：244-250, 1990.

6）Kunimatsu S, Tomidokoro A, Mishima K, et al：Prevalence of appositional angle closure determined by ultrasonic biomicroscopy in eyes with shallow anterior chambers. Ophthalmology, **112**：407-412, 2005.

7）Henzan IM, Tomidokoro A, Uejo C, et al：Ultrasound biomicroscopic configurations of the anterior ocular segment in a population-based study the Kumejima Study. Ophthalmology, **117**：1720-1728, 2010.

8）Bu Q, Hu D, Zhu H, et al：Swept-source optical coherence tomography and ultrasound biomicroscopy study of anterior segment parameters in primary angle-closure glaucoma. Graefes Arch Clin Exp Ophthalmol, **261**：1651-1658, 2023.

9）Sihota R, Dada T, Gupta R, et al：Ultrasound biomicroscopy in the subtypes of primary angle closure glaucoma. J Glaucoma, **14**：387-391, 2005.

10）Gao K, Li F, Li Y, et al：Anterior Choroidal Thickness Increased in Primary Open-Angle Glaucoma and Primary Angle-Closure Disease Eyes Evidenced by Ultrasound Biomicroscopy and SS-OCT. Invest Ophthalmol Vis Sci, **59**：1270-1277, 2018.

11）Mansoori T, Sarvepally VK, Balakrishna N：Plateau Iris in Primary Angle Closure Glaucoma：An Ultrasound Biomicroscopy Study. J Glaucoma, **25**：e82-86, 2016.

12）Mochizuki H, Takenaka J, Sugimoto Y, et al：Comparison of the prevalence of plateau iris configurations between angle-closure glaucoma and open-angle glaucoma using ultrasound biomicroscopy. J Glaucoma, **20**：315-318, 2011.

MB OCULI. No. 129：24－32, 2023

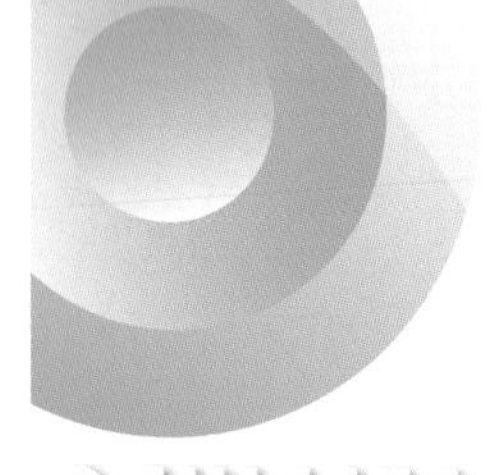

特集／隅角検査道場―基本と実践―

前眼部 OCT で診る隅角検査所見

横山勝彦*

Key Words： 前眼部光干渉断層計(anterior segment optical coherence tomography：前眼部 OCT)，緑内障(glaucoma)，前眼部パラメーター(anterior segment parameters)，原発閉塞隅角病(primary angle closure disease：PACD)，低侵襲緑内障手術(minimally-invasive glaucoma surgery：MIGS)，線維柱帯切除術(trabeculectomy)

Abstract： 前眼部 OCT は隅角鏡や UBM 同様に隅角を診るための重要なツールとなっている．特徴としては隅角を非接触性，非侵襲性に観察でき，定性的分析に加え，隅角解析による定量的分析を行うことができるため，多忙な臨床の現場でも検査が容易である．隅角鏡や UBM に加え，前眼部 OCT を用いることで緑内障診断や治療後の評価に役立てることができる．本稿では緑内障に関連する前眼部パラメーター，前眼部 OCT の活用法について説明する．

はじめに

前眼部光干渉断層計(anterior segment optical coherence tomography：前眼部 OCT)は隅角鏡や UBM(超音波生体顕微鏡)と異なり，前眼部を構成する角膜，隅角，虹彩，水晶体，強膜等，前眼部を構成する組織の詳細な断面像を非接触性，非侵襲性で簡便に撮影できる．隅角においては線維柱帯や Schlemm 管も判別することができ(図 1)，各種パラメーターを用いて定量的分析が可能である(図 2-a)．

前眼部 OCT の代表的な機器として CASIA は従来の眼底 OCT よりも光源波長を 1,310 nm と大きくした赤外光を利用することにより，光の散乱が少なく，画像の組織深達性が高く，測定深度を向上させている．スウェプトソース方式により，360° 全周を 1 回の撮影で記録し，3 次元解析ができる(図 2-b)．

* Katsuhiko YOKOYAMA，〒879-5593　由布市挾間町医大ヶ丘 1-1　大分大学医学部眼科学講座，講師

前眼部パラメーター

前眼部 OCT を診療に活用するためには，隅角鏡による隅角を構成する各部位を正しく認識することが重要である．CASIA による各種パラメーターの測定には強膜岬の同定が必要である．強膜岬は強膜とぶどう膜の境界線の延長に位置し，CASIA2 は自動で強膜岬をプロットするが時に位置ずれをきたすため，マニュアルでの修正が必要となる(図 3)．

強膜岬の位置が同定されると，前眼部パラメーターが自動測定表示される．代表的な前眼部パラメーターは以下がある．

Anterior chamber depth(ACD)：前房深度は角膜後面から水晶体前極部に下した垂線の最大距離(図 4)

Lens vault(LV)：水晶体膨隆度は強膜岬を結ぶ水平線に水晶体前極部から下した垂線の距離(図 4)

Anterior chamber width(ACW)：対側の強膜岬を結ぶ距離

図 1.
前眼部 OCT による隅角構造
前眼部 OCT は主要組織のみでなく，隅角の線維柱帯や Schlemm 管といった細部も確認することができる．

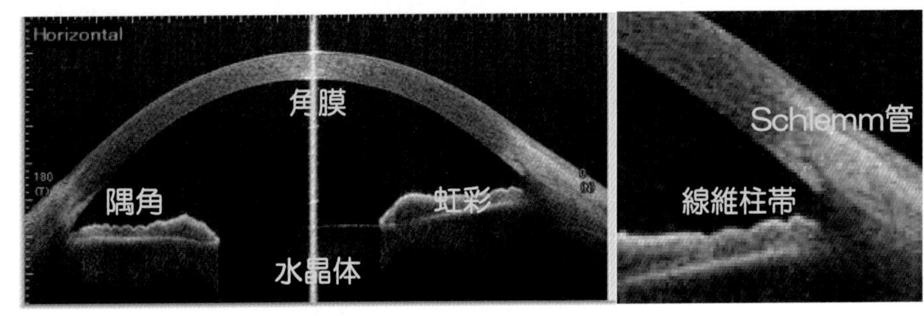

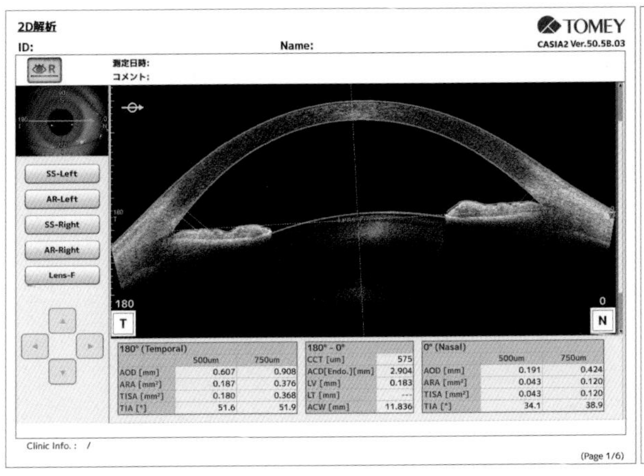

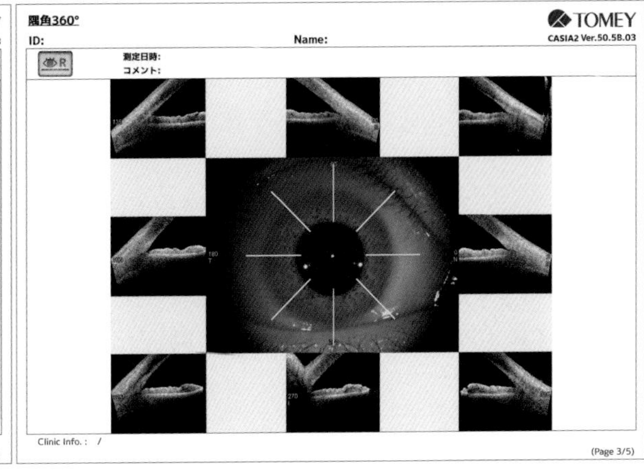

a｜b

図 2. 正常前眼部 OCT 所見
a：パラメーターを用いた定量的分析
b：隅角 360° 解析

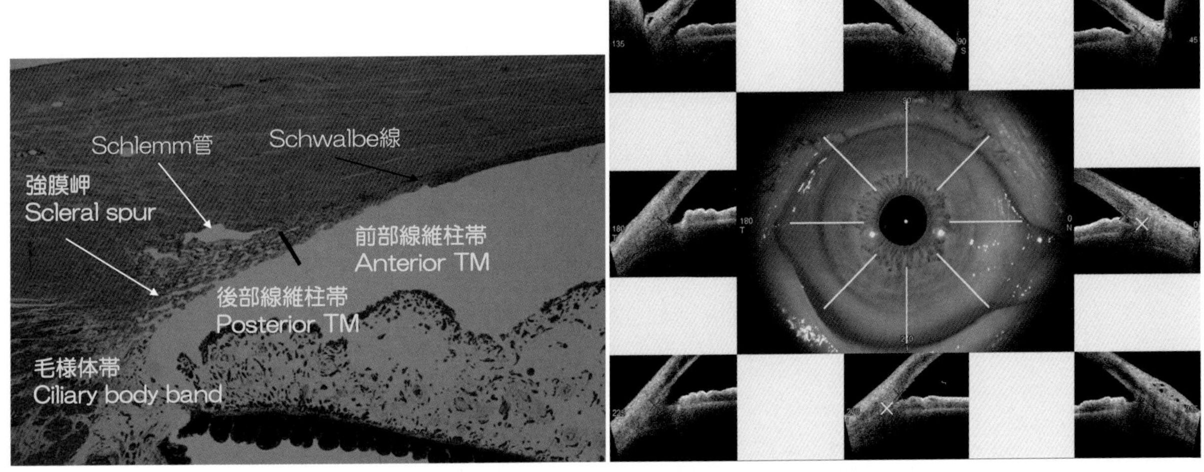

図 3. 正常隅角組織と CASIA2 による強膜岬の同定
強膜岬の同定が前眼部パラメーター測定の重要な要素となる．
赤色×印は自動，黄色はマニュアルで位置変更をしている．

図 4.
ACD，LV
Anterior chamber depth（ACD）：前房深度
角膜後面から水晶体前極部に下した垂線の最大距離
Lens vault（LV）：水晶体膨隆度
強膜岬を結ぶ水平線に水晶体前極部から下した垂線の距離

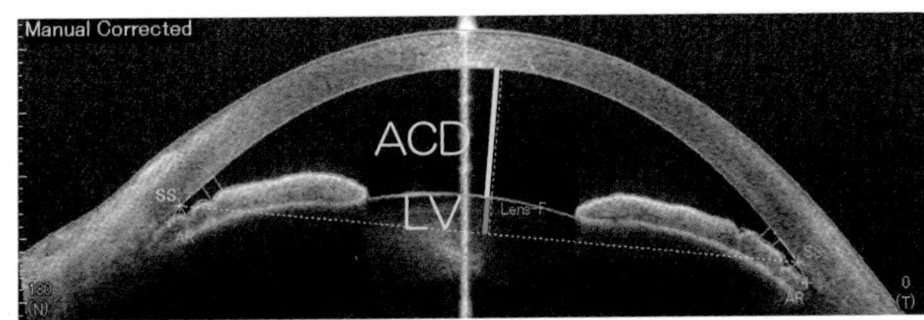

Anterior chamber area(ACA)：前房面積

Iris thickness：虹彩の厚み

Angle opening distance(AOD)：強膜岬から500，750 μm 前方における線維柱帯面～角膜後面と虹彩前面の距離(図 5)

Angle recess area(ARA)：AOD500(またはAOD750)に相当する線分と隅角底までの線維柱帯面～角膜後面と虹彩前面で囲まれた隅角領域の面積(図 5)

Trabecular–iris–space area(TISA)：強膜岬と虹彩前面を結ぶ線分とAOD500(またAOD750)に相当する線分で囲まれた隅角領域の面積(図 5)

ITC(iridotrabecular contact)解析：ITC は隅角付近の虹彩と線維柱帯および角膜後面との接触を表し，全周の隅角閉塞の範囲を ITC index として定量的に表示することができる(図 6)．

これらの前眼部パラメーターを用いて，緑内障の診断や治療経過を評価することができる．

前眼部 OCT による代表的な所見

1．狭隅角と前眼部 OCT

現在，PACD(primary angle closure disease(原発閉塞隅角病))の概念が浸透してきており，前眼部 OCT は狭隅角において定性的分析が可能である．一方で，前眼部OCT でのPAC(primary angle closure(原発閉塞隅角症))と PACS(primary

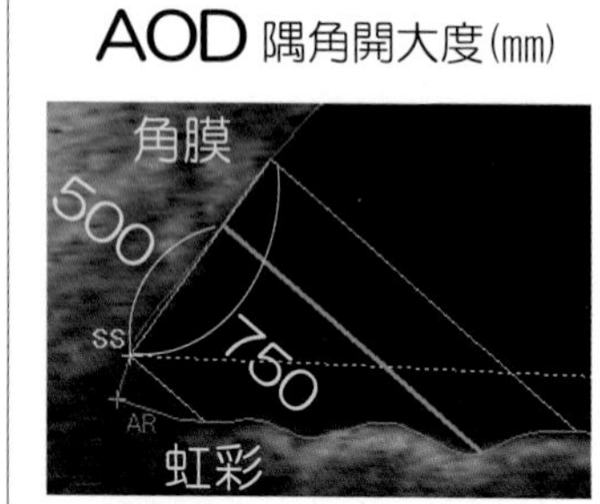

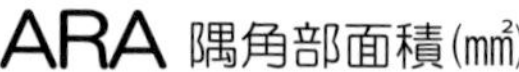

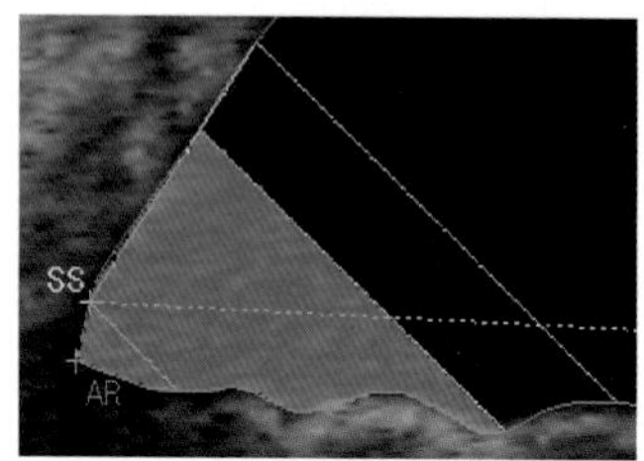

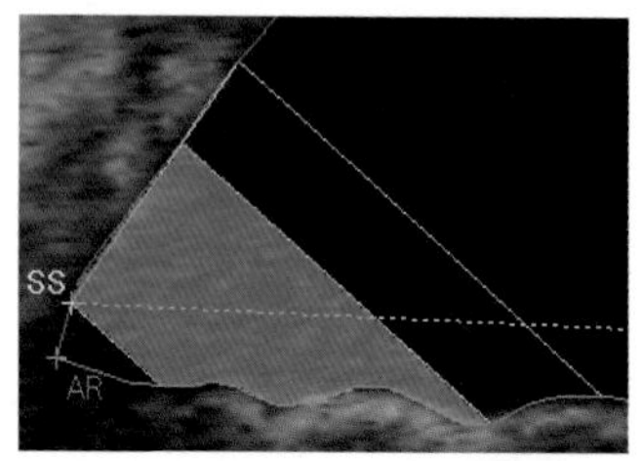

図 5．AOD，ARA，TISA
Angle opening distance(AOD)：強膜岬から 500，750 μm 前方における線維柱帯面～角膜後面と虹彩前面の距離
Angle recess area(ARA)：AOD500(または AOD750)に相当する線分と隅角底までの線維柱帯面～角膜後面と虹彩前面で囲まれた隅角領域の面積
Trabecular–iris–space area(TISA)：強膜岬と虹彩前面を結ぶ線分とAOD500(また AOD750)に相当する線分で囲まれた隅角領域の面積

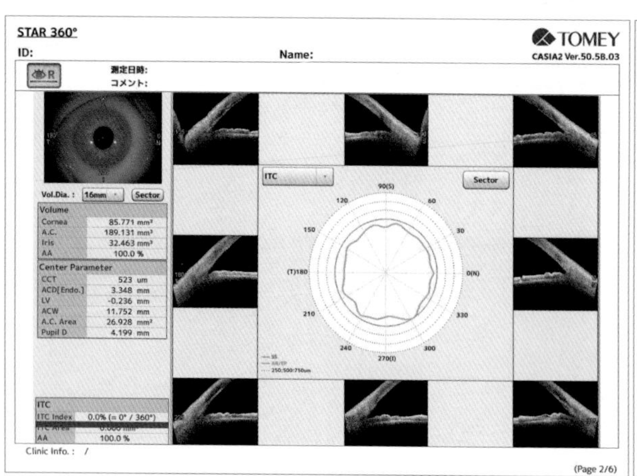

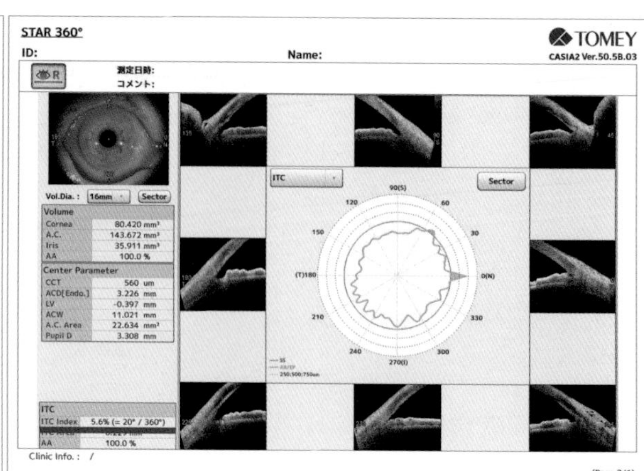

図 6．CASIA2 の全周隅角解析 STAR360°
16 枚 32 方向の断層像から全周の隅角開大度をチャートにして表示

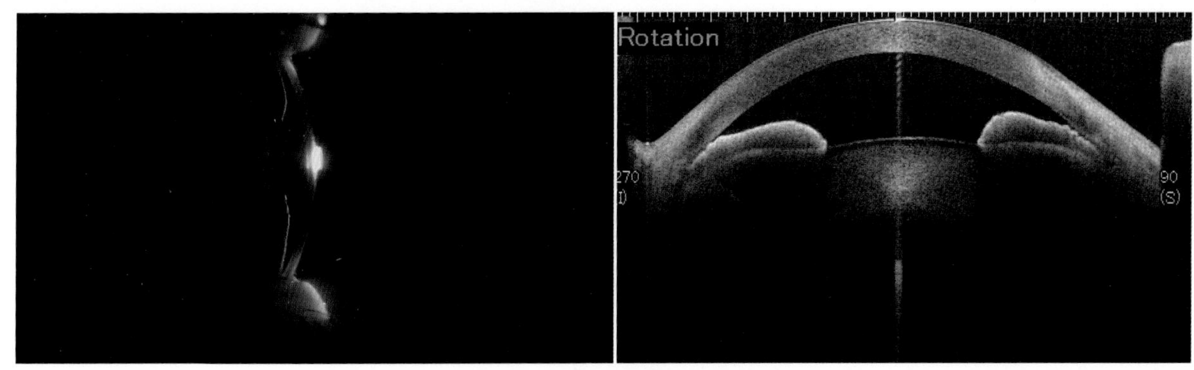

図 7. 狭隅角と前眼部 OCT
狭隅角において前眼部 OCT では隅角閉塞が器質的なものか，機能的なものか判断できない．

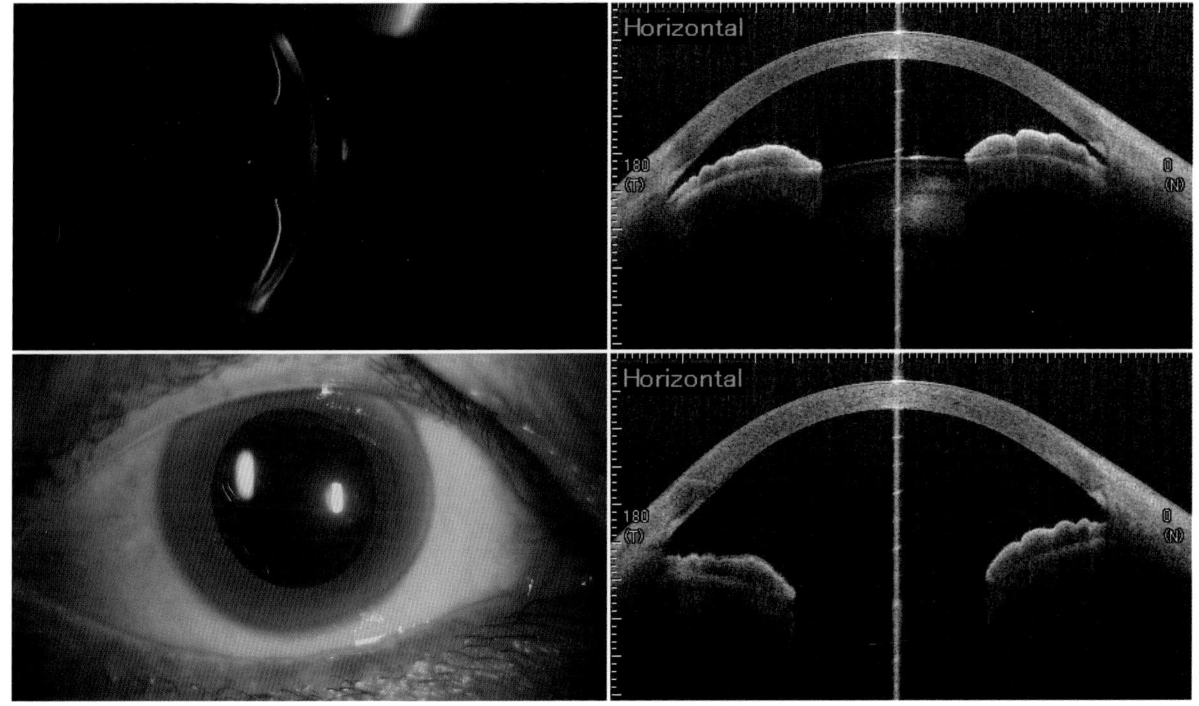

図 8. PAC に対する水晶体再建術
水晶体から眼内レンズへの置換により，隅角が治療前に比べて開大している．

angle closure suspect（原発閉塞隅角症疑い））の鑑別が可能かは議論がある．図 7 の症例は前房が浅く前眼部 OCT を撮影すると虹彩と線維柱帯が接着している．前眼部 OCT の問題点としてこの接着が器質的なものか機能的なものか判断が困難なところにある．既報では PACD のサブタイプの PACS, PAC, PACG（primary angle closure glaucoma（原発閉塞隅角緑内障））群では AOD・TISA・ARA・ACD の有意差はなく，APAC（acute primary angle closure（急性原発閉塞隅角症））のみが他の群より狭いと報告されており[1]，PACD のサブタイプの分類は前眼部 OCT では困難であることがわかる．前眼部パラメーターにおいて，特に ACD が正常コントロール群と PACD を正確に識別することができる．対照的に，先ほどの報告と同様に PACD のサブタイプ間でパラメーター値に有意差はない[2]．前眼部 OCT による正常眼と PACD の識別は可能であるが，PACD を分類する能力はないと結論付けられている．

PAC に対する水晶体再建術後は水晶体から眼

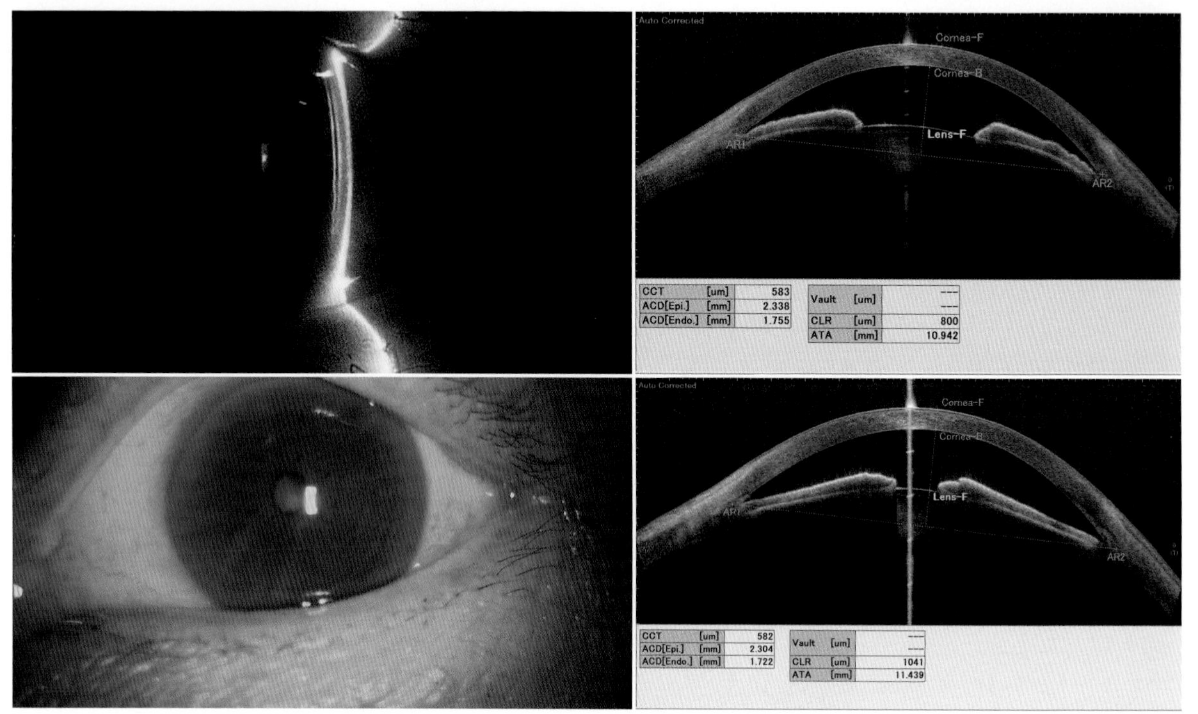

図 9. PAC に対する laser peripheral iridotomy(LPI)
治療前後で ACD は変化なく，隅角の開大もわかりにくい．

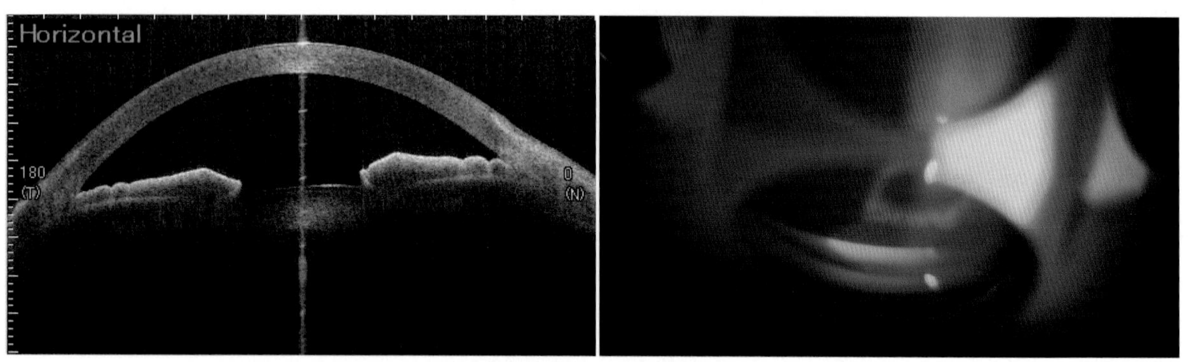

図 10. プラトー虹彩　a|b
a：前眼部 OCT で虹彩と線維柱帯が接着しているのが確認される．
b：隅角鏡では隅角閉塞が確認される．

内レンズへの置換により，隅角が治療前に比べて，開大しているのがわかる(図 8)．一方，PAC に対する LPI(laser peripheral iridotomy)を施行した症例では治療前後で ACD は変化がみられず，隅角の開大もわかりにくい状態である(図 9)．しかし実際，同様の症例に対する既報において，PACS 眼にて，LPI により治療前より anterior chamber volume(ACV)，AOD，ARA，TISA，trabecular irisangle(TIA)が拡大し，360° スキャンでは，上象限の ARA が LPI 後に最も拡大するといったことが報告されている[3]．前眼部パラメーターを用いることで，微細な変化を評価し，治療効果の判定が可能となっている．また，PACS や PAC は LPI 後も PACG への移行があり，パラメーターの変化に注意することで追加治療を再検討することに役立つ．

プラトー虹彩の診断に前眼部 OCT は有用である．前房深度は正常であるが，前眼部 OCT を撮影すると虹彩と線維柱帯が接着しており，隅角鏡検査でも隅角閉塞が確認される(図 10)．

緑内障手術治療後の評価

MIGS(minimally-invasive glaucoma surgery)の導入により，現在，iStent inject やトラベクロトミーマイクロフックを用いた Schlemm 管を眼内からターゲットとして行われる術式が増加している．

トラベクロトミー後の隅角鏡所見はロトミー切

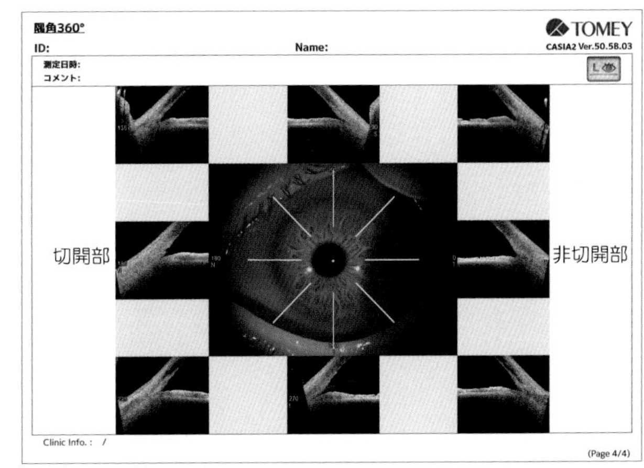

図 11. トラベクロトミーマイクロフック後の前眼部 OCT
切開部の線維柱帯は中央で断裂しているのが観察される．

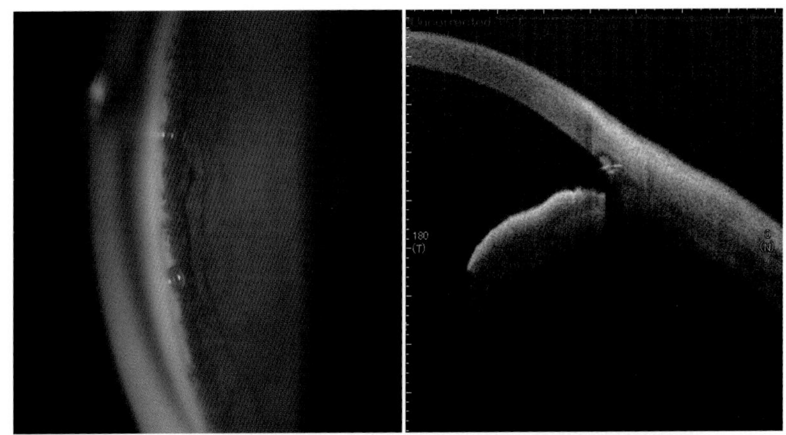

図 12.
iStent inject の挿入部位の前眼部 OCT
iStent inject が線維柱帯を貫通し，Schlemm 管内に位置している．

a | b

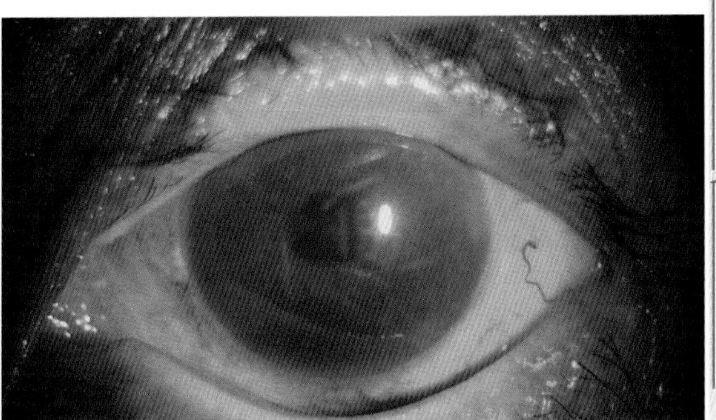

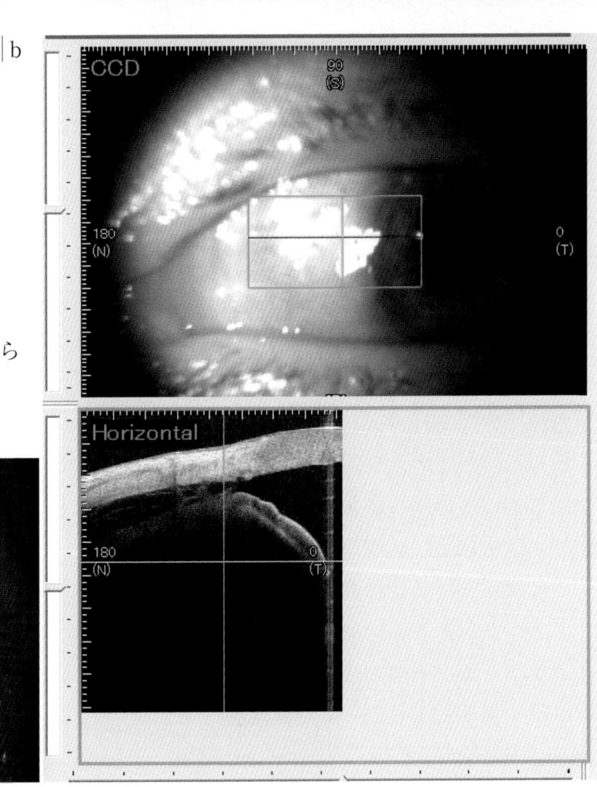

図 13.
トラベクロトミー後の毛様体離断
a：前眼部写真では低眼圧により角膜に皺壁がみられ，前房出血がみられる．
b：前眼部 OCT で毛様体離断が確認される．

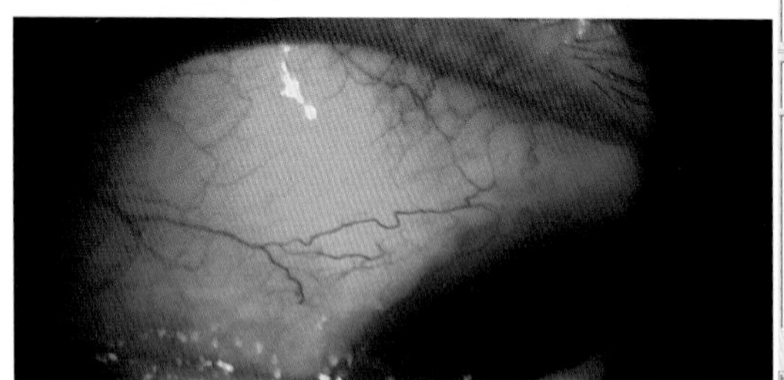

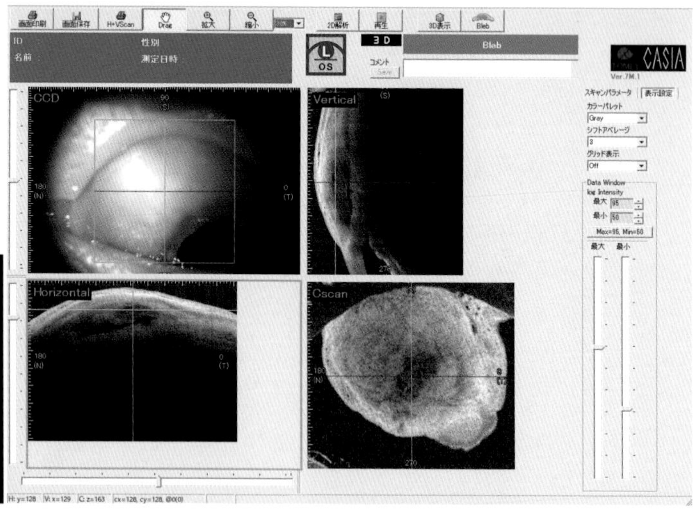

図 14.
トラベクレクトミー後
トラベクレクトミー後の詳細な濾過胞構造，房水流出路が確認される．

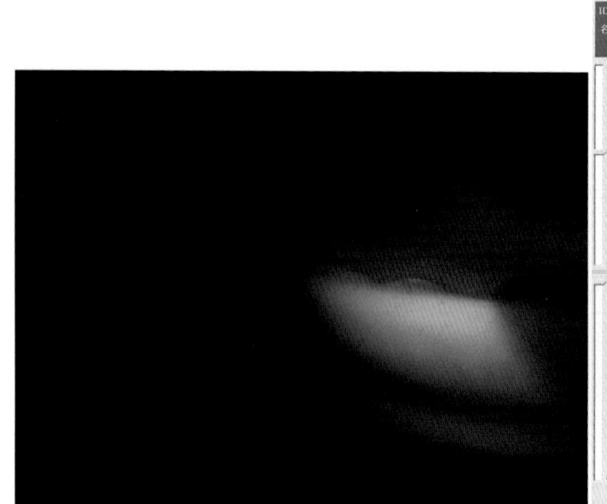

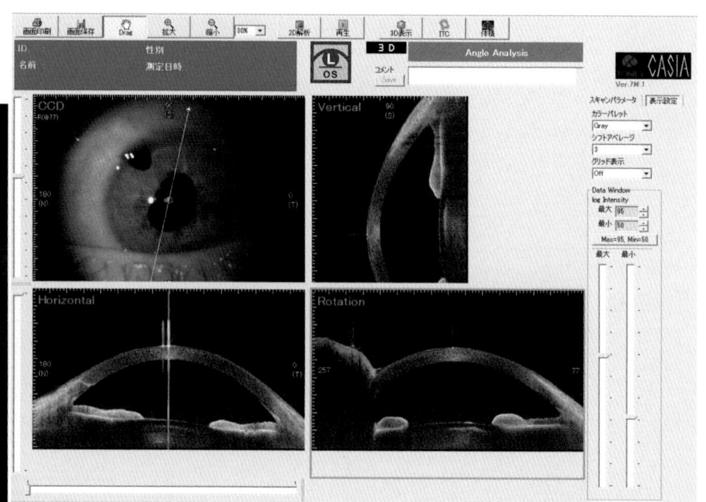

図 15. テント状 PAS
サルコイドーシス眼症に伴う，テント状 PAS

開部の立体感が乏しく，確認が困難な場合がある．トラベクロトミー後を前眼部 OCT で撮影すると，切開部の線維柱帯は非切開部と比べて，中央で断裂しているのが確認できる(図 11)．前眼部 OCT により iStent inject の挿入部位や深さも確認することができる(図 12)．また，術後に低眼圧を生じている症例の線維柱切開部を確認すると，図 13 のように毛様体離断を生じているものもあり，術後合併症の評価に前眼部 OCT は有用である．

トラベクレクトミー後においても，前眼部 OCT はトラベクレクトミー後の濾過胞構造の観察に有用ある．前眼部 OCT により濾過胞の①全体の高さ，②内液腔の高さ，③壁の厚さと輝度，④房水流出路開口部の位置，幅等を測定し，良好な濾過胞では拡大した濾過胞内液腔，広い低反射領域，多くの微小嚢胞を伴うより厚い濾過胞壁が確認できる(図 14)．

PAS

前眼部 OCT でみられる病的隅角として PAS (peripheral anterior synechia)がある．

サルコイドーシス眼症に伴う，テント状 PAS は隅角鏡検査同様に前眼部 OCT でも撮影が可能である(図 15)．血管新生緑内障にみられる全周 PAS では隅角鏡で完全閉塞のため，あたかも開放隅角と同様の所見として捉え閉塞部位を見落とす

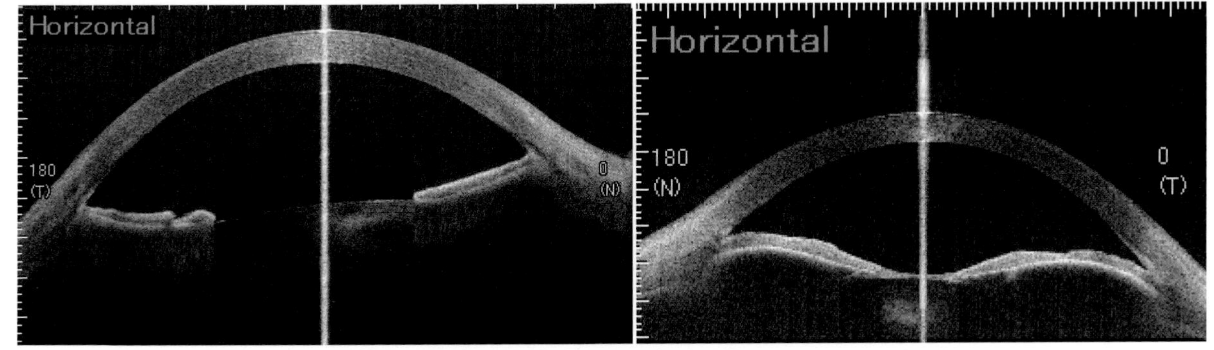

a|b

図 16. 全周のPASと瞳孔ブロック
血管新生緑内障や瞳孔ブロックによる膨隆虹彩等で，前眼部OCTを用いると，周辺虹彩が線維柱帯の高さで付着しているのが確認できる．
a：血管新生緑内障
b：瞳孔ブロック

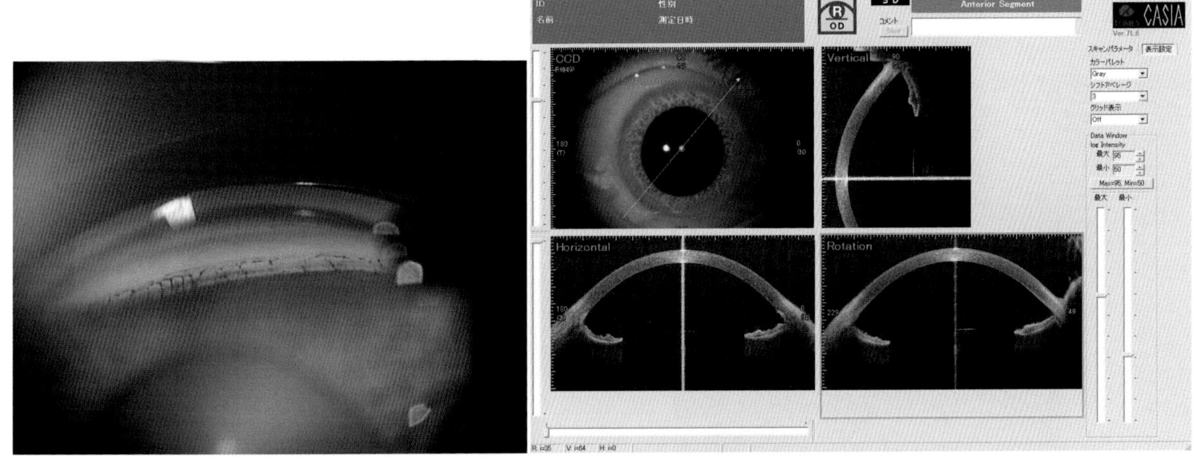

図 17. 隅角形成不全
隅角鏡検査では虹彩が強膜岬より前方に付着しており，強膜岬や毛様体帯が観察できない．前眼部OCTで虹彩の高位付着と深い前房深度を確認できる．

ことがある．そのような症例では前眼部OCTを撮影すると周辺虹彩が線維柱帯の高さで付着しているのが確認できる．瞳孔ブロックによる膨隆虹彩等も確認できる(図16)．

先天異常

小児緑内障における隅角形成不全は，虹彩が強膜岬より前方に付着しており，隅角鏡では強膜岬や毛様体帯が観察できないことが特徴であるが，前眼部OCTにおいても虹彩の高位付着と深い前房深度を確認でき特徴的な所見の一つと考える(図17)．

Axenfeld-Rieger異常において後部胎生環(posterior embryotoxon)に周辺虹彩が付着していることが前眼部OCTで捉えることができる(図18)．

おわりに

前眼部OCTを用いることは隅角において正常眼とPACDの識別に有用である．しかしながら，PACDをサブタイプに分類する能力はなく，隅角鏡が診断に必要である．

PACSやPACに対するLPI後の前眼部パラメーターの変化をみることで治療効果判定，治療後のPACGへの変化を確認できる．緑内障手術

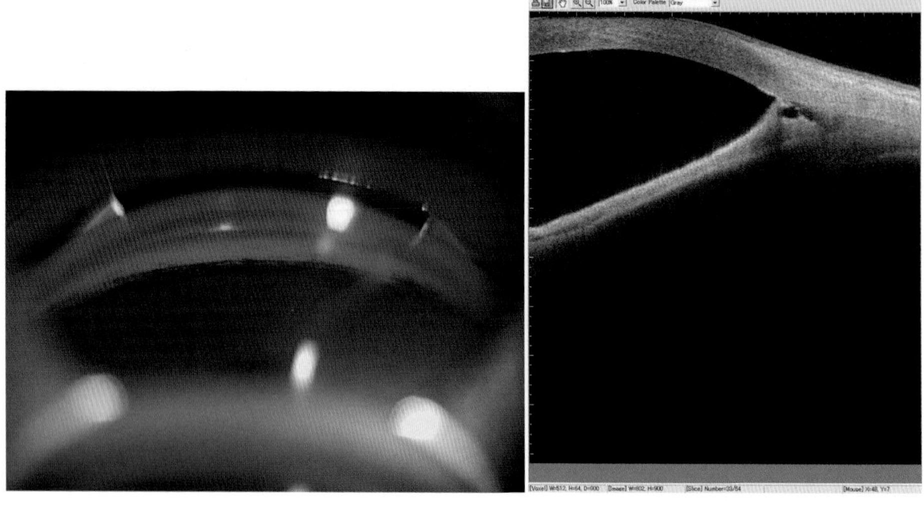

図 18. Axenfeld-Rieger 異常の後部胎生環

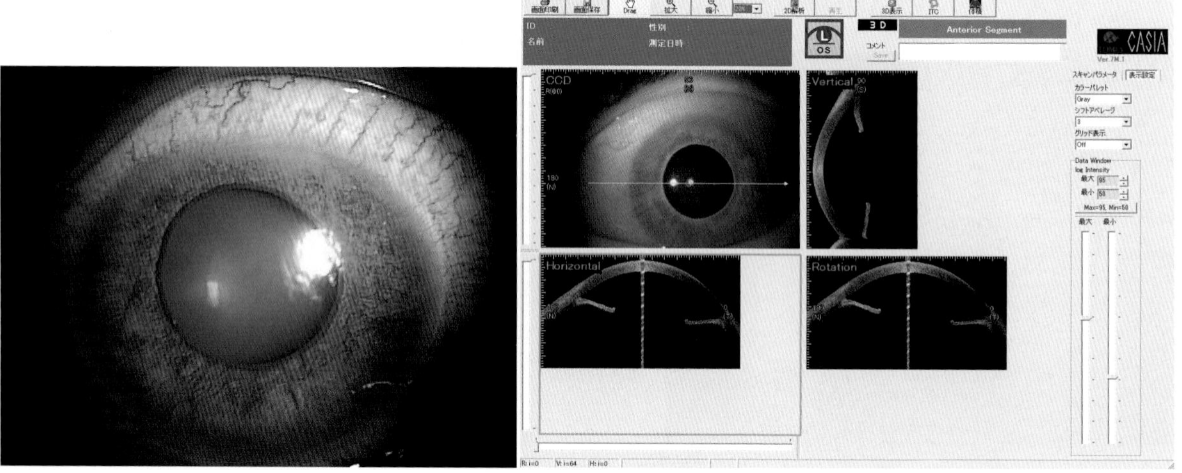

図 19. 血管新生緑内障

(ロトミー・レクトミー)後の治療効果の判定に有用である．全周 PAS を伴う血管新生緑内障(図 19)，瞳孔ブロックや隅角形成不全を伴う小児緑内障等において，特徴的な前眼部 OCT 所見が診断を補助する．

文　献

1) Guzman CP, Gong T, Nongpiur ME, et al : Anterior Segment Optical Coherence Tomography Parameters in Subtypes of Primary Angle Closure. Invest Ophthalmol Vis Sci, **54**(8) : 5281-5286, 2013.
Summary　原発閉塞隅角病において PACS, PAC, PACD では前眼部パラメーターに有意差がみられないことを示した文献.

2) Winegarner A, Miki A, Kumoi M, et al : Anterior segment Scheimpflug imaging for detecting primary angle closure disease. Graefes Arch Clin Exp Ophthalmol, **257**(1) : 161-167, 2019.
Summary　前眼部 OCT が健常者と PACD 患者を識別する有用なツールであることを示した文献.

3) Xu BY, Friedman DS, Foster PJ, et al : Anatomical Changes and Predictors of Angle Widening After Laser Peripheral Iridotomy : The Zhongshan Angle Closure Prevention Trial. Ophthalmology, **128**(8) : 1161-1168, 2021.
Summary　Laser peripheral iridotomy 後の隅角変化を前眼部パラメーターで示した文献.

MB OCULI. No. 129：33－41, 2023

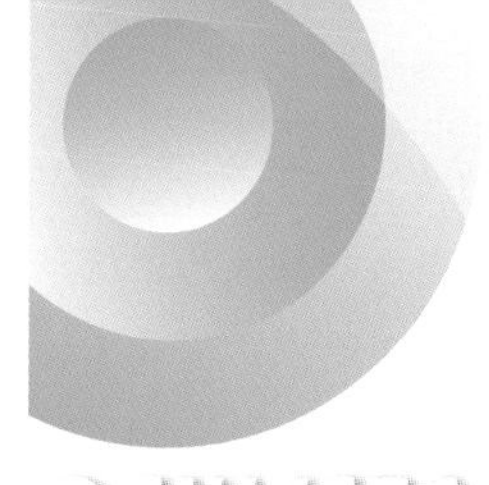

特集／隅角検査道場―基本と実践―

ゴニオスコープで診る 隅角検査所見

OCULISTA

松尾将人*

Key Words： 隅角鏡検査(gonioscopy)，ゴニオスコープ(gonioscope)，全周隅角カメラ(360-degree gonioscopic camera)，前房隅角評価(iridocorneal angle evaluation)，緑内障病型診断(glaucoma type diagnosis)，低侵襲緑内障手術(microinvasive glaucoma surgery：MIGS)

Abstract：ゴニオスコープは眼科医の手によって隅角鏡と細隙灯顕微鏡を用いて行っている静的隅角鏡検査を自動で行うことのできる隅角鏡的イメージングシステムである．また，16 面ミラーを有するマルチミラープリズムに白色の照射光を投影することによって，隅角全周の各々の箇所を同時に撮影記録可能であるため，検者を問わず標準化された 360° 隅角カラー画像を得ることができる．さらに，現時点でゴニオスコープは色素情報を評価可能な唯一の隅角検査機器でもある．撮影後は，高画質のベストフォーカス画像が自動で選択され，それを基に隅角全周が一目瞭然となる線状・環状スティッチ画像が出力される．そのため，さまざまな隅角所見のスクリーニング・フォローに役立つ．本稿では，全周隅角カメラであるゴニオスコープを用いた隅角検査の正常所見と代表的な異常所見，低侵襲緑内障手術後の検査所見，検査タイミングについて解説する．

はじめに

緑内障にはさまざまな病態が存在し，適切な治療法の選択のためには的確な病型診断・病態評価が必須である．眼圧の規定因子である房水流出抵抗に関与する前房隅角部の評価を行う隅角検査は緑内障の病型診断・病態評価に必須の検査であるが，なかでも隅角鏡検査は隅角検査のクリニカルスタンダードであり，緑内障診療において必要不可欠である[1)]．しかしながらその重要性にもかかわらず，初診時の隅角鏡検査の実施率は高くない[2)]．また，それゆえに本邦の一般眼科クリニックにおける緑内障病型診断率も高くない[3)]．その他にも，隅角鏡検査には，検査手技自体の煩雑さ・記録の困難さ，習得に経験を要すること，評価方法が主観的であること，といった問題点が指摘されている[4)～6)]．

2018 年に隅角鏡検査の限界や欠点を補完してくれる機器としてゴニオスコープ GS-1®(NIDEK Co., Ltd.)が上市され，臨床現場で使用可能となっている．ゴニオスコープは眼科医が間接隅角鏡と細隙灯顕微鏡，カメラシステムを用いて行っている静的隅角鏡検査および隅角写真撮影を，短時間かつ自動で行うことのできる隅角鏡的イメージングシステムである．また，16 面ミラーを有するマルチミラープリズムに白色の照射光を投影することによって，隅角全周16セクターを同時に撮影記録可能であるため，検者を問わず標準化された 360° 隅角カラー画像を得ることができる[2)4)～9)]．さらに，現時点でゴニオスコープは色素情報を評価可能な唯一の隅角検査機器でもある[4)7)～9)]．撮影後は，高画質のベストフォーカス画像が自動で選択され，それを基に隅角全周が一目瞭然となる線

* Masato MATSUO，〒501-1194 岐阜市柳戸 1-1 岐阜大学大学院医学系研究科医科学専攻感覚運動医学講座眼科学，臨床講師

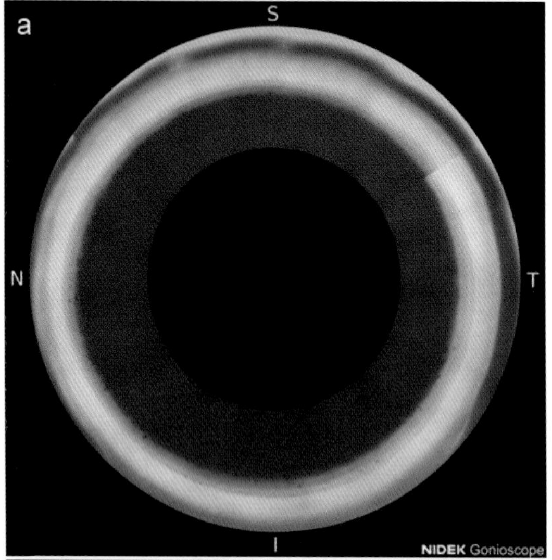

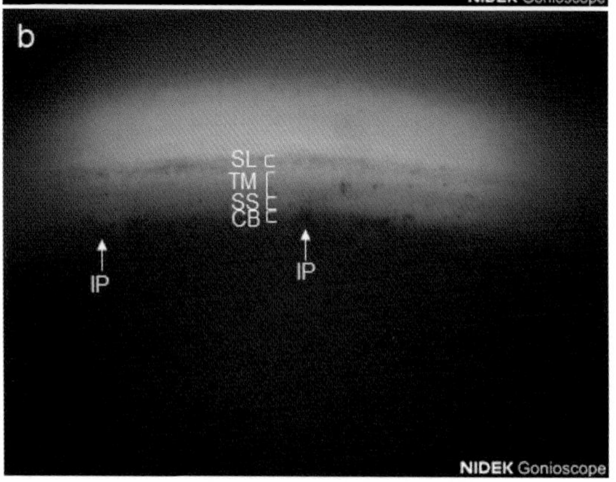

図 1. 虹彩突起を有する正常眼隅角
a：環状スティッチ全周隅角画像．鼻側を中心に虹彩突起を認める．
b：下方隅角画像．虹彩突起を白色矢印で示す．
SL：Schwalbe line(Schwalbe 線)，TM：trabecular meshwork(線維柱帯)，SS：scleral spur(強膜岬)，CB：ciliary body band(毛様体帯)，IP：iris process(虹彩突起)

状・環状スティッチ画像が出力される．そのため，隅角所見を従来の記述記録に頼ることなく，静的隅角鏡検査で見たままに，標準的な全周隅角画像として記録・保存でき，さまざまな隅角所見のスクリーニング・フォローに役立つ[2)4)~9)]．本稿では，全周隅角カメラであるゴニオスコープを用いた隅角検査の正常所見と代表的な異常所見，低侵襲緑内障手術後の検査所見，検査タイミングについて解説する．

正常隅角所見

異常所見を読み取るためには，正常所見を知ることが重要である．正常眼であっても隅角にはさまざまなバリュエーションがあるため，数多くの隅角を観察し，見比べ，経験することが大切である．ゴニオスコープで観察可能な解剖学的構造を，角膜側から虹彩根部にかけてたどると，角膜後面，Schwalbe 線，線維柱帯，強膜岬，毛様体帯，虹彩となる．また，虹彩突起も高頻度に認める(図 1)[7)~11)]．

1．Schwalbe 線

Schwalbe 線は前房隅角と角膜の接合部であり，Descemet 膜の最終端である．線維柱帯のすぐ前方にある細かい隆起として確認でき，加齢とともに色素が沈着し，特に下方隅角ではしばしば黒茶色の細い線として観察できる(図 1)[10)11)]．

2．線維柱帯

線維柱帯は Schwalbe 線と強膜岬の間に存在し, 2 つの部分に分けて考えることができる．1 つは，Schwalbe 線と Schlemm 管の前縁の間の線維柱帯前方部分であり，房水流出にはそれほど関与していない部分．そしてもう 1 つは，線維柱帯後方の色素沈着部分であり，房水流出の主要部分である(機能的線維柱帯)．この色素帯の背面には Schlemm 管が存在し，前房内色素散布の程度に応じて，加齢に伴い，色素が濃くなっていく[10)11)]．色素分布は全周均一な眼もあれば，不均一な眼もあり一様ではないが，平均的には下方隅角の色素が濃い(図 1)[4)]．

3．強膜岬

強膜岬は線維柱帯後方の色素帯と毛様体帯の間に位置する白色の線である．線維柱帯の起始部に相当し，また，後方には毛様体縦走筋が付着する．隅角底の形成不良や狭隅角，色素散布が高度である場合には，線維柱帯との区別がつきにくい(図 1)[10)11)]．

4．毛様体帯

毛様体帯は強膜岬と虹彩根部の間に位置し，毛様体前面の表面を覆うぶどう膜網を通して観察するため，日本人眼では灰色～褐色を呈する．毛様体帯の幅は隅角底の形成具合，虹彩根部の付着部位により決定される(図 1)[10)11)]．

5．虹彩突起

虹彩根部から強膜岬を横切って線維柱帯，時にSchwalbe 線に達する，糸状，束状，樹枝状のさまざまな本数の細かな突起が観察されることがある．これらは虹彩突起と呼ばれ，後方ぶどう膜網の肥厚を表している．その形態や量，密度には個人差があり，正常眼でも高頻度に認められ，鼻側隅角に多い(図 1)．ただし，虹彩突起が多数高位に付着し，樹枝状あるいは帯状形態の場合は隅角形成異常を疑う必要がある．虹彩突起は臨床上，房水流出障害の原因にはならないと考えられている[10)11)]．

6．隅角血管

隅角血管は虹彩根部から毛様体帯，強膜岬，さらに線維柱帯中央部まで直線的に走行している前毛様動脈の分枝血管として正常眼にも認めることがある(図 2)．虹彩周辺部にあり線維柱帯と平行に同心円状に走るものもあるとされるが，日本人では非常に稀である．血管径が太く，途中で枝分かれせず，また蛍光造影検査で漏出を認めないという点で，新生血管と鑑別可能である[10)11)]．

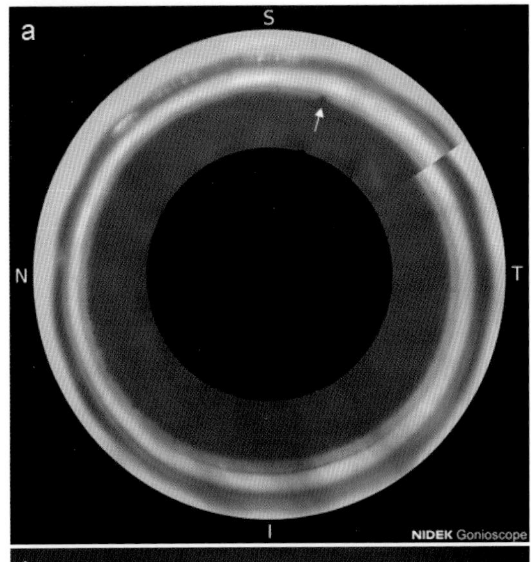

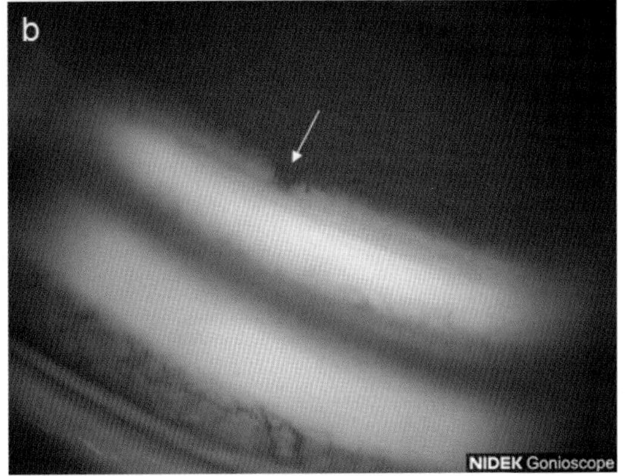

図 2． 隅角血管を有する正常眼隅角
隅角血管を白色矢印で示す．
a：環状スティッチ全周隅角画像．1 時方向に正常隅角血管を認める．
b：上上耳側隅角画像．虹彩根部から線維柱帯に至る太い直線状の隅角血管

異常隅角所見

緑内障は隅角所見，眼圧上昇をきたしうる疾患および要因により大きく 3 病型に分類される．眼圧上昇の原因を他の疾患に求めることのできない原発緑内障，他の眼疾患，全身疾患あるいは薬剤使用が原因となって眼圧上昇が生じる続発緑内障，そして胎生期の隅角発育異常や他の疾患・要因により小児期に眼圧上昇をきたす小児緑内障である[1)]．これらの病型診断を正確に行うためには，異常隅角所見の理解が必要不可欠である．以下に，ゴニオスコープで見た異常隅角所見を提示する[7)～11)]．

1．閉塞隅角(図 3)

原発閉塞隅角緑内障の診断の必要条件である．隅角構造のすべてが観察できず，Scheie 隅角開大度分類 grade Ⅳ，Shaffer-Kanski 分類 grade 0 の眼は隅角閉塞が生じていると診断され，急性緑内障発作の危険性が非常に高い[7)～11)]．図 3 の例ではほぼ全周にわたり隅角は閉塞している．緑内障性視神経障害・視野障害の評価とともに，眼圧測定，圧迫隅角鏡検査を行い，周辺虹彩前癒着の有無を判定し，原発閉塞隅角症疑いか，原発閉塞隅角症か，原発閉塞隅角緑内障かを診断する必要がある[12)]．一般に下方隅角は上方と比較してわずかに

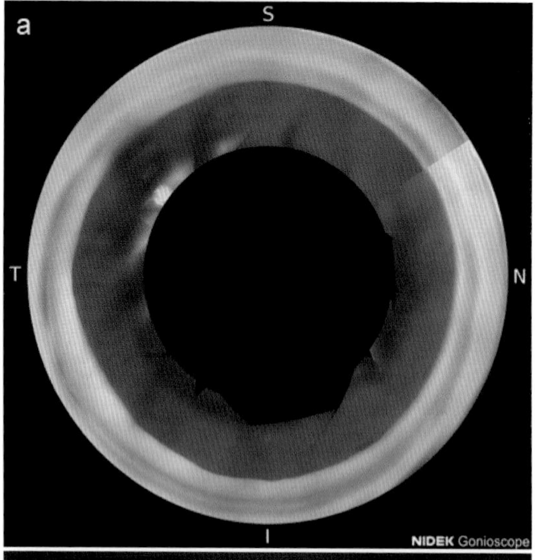

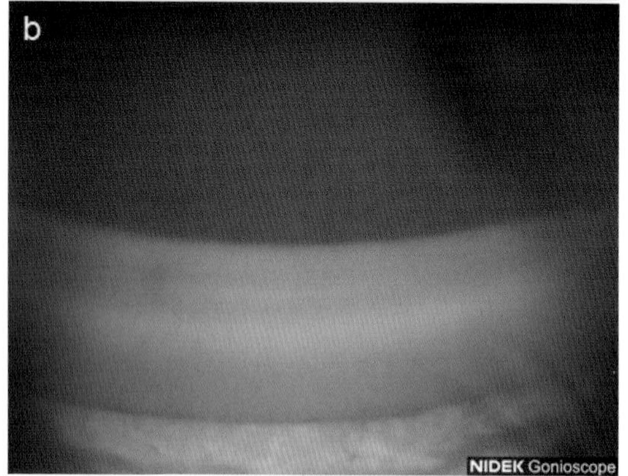

図 3. 原発閉塞隅角緑内障眼の隅角
a：環状スティッチ全周隅角画像．隅角はほぼ全周閉塞している．
b：上方隅角画像．Scheie 隅角開大度分類 grade Ⅳ，Shaffer-Kanski 分類 grade 0．隅角構造のすべてが観察できない．

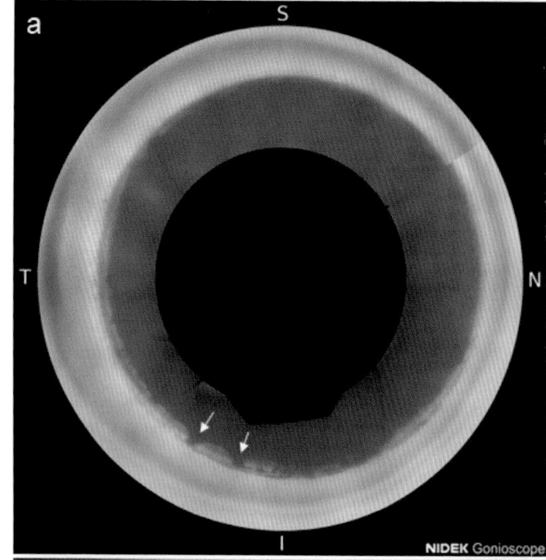

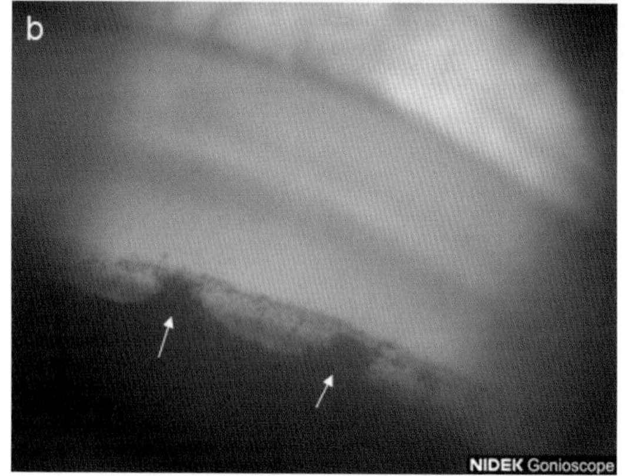

図 4. ぶどう膜炎続発緑内障眼の隅角
テント状周辺虹彩前癒着を白色矢印で示す．
a：環状スティッチ全周隅角画像．全周にわたって隅角色素沈着，7 時方向には 2 か所のテント状周辺虹彩前癒着を認める．
b：下下耳側隅角画像．線維柱帯の色素帯を越える丈の高いテント状周辺虹彩前癒着を 2 か所認める．

隅角が広いが，明らかな差がある場合は，水晶体脱臼や虹彩後癒着等の局所病変を考える必要がある[10)11)]．

2．周辺虹彩前癒着

周辺虹彩が隅角部で前癒着した状態である．周辺虹彩前癒着は特に 180° 以上にわたって形成される場合，眼圧上昇のリスクファクターとされているが，炎症性細胞や蛋白，フィブリンによる炎症・細胞増殖性状態と線維柱帯への虹彩の付着による非増殖性状態の両方の機序で生じると考えられている[5)]．狭隅角に伴う場合は原発閉塞隅角症または原発閉塞隅角緑内障を疑うが，ぶどう膜炎またはその既往，血管新生緑内障，虹彩角膜内皮症候群，鈍的外傷やレーザー・内眼手術・緑内障手術後等にも生じうる．特にテント状の周辺虹彩前癒着が散在する場合は前部ぶどう膜炎の可能性が高く，続発緑内障の精査が必要である(図 4)[7)~11)]．

3．色素沈着

隅角に沈着する細かい顆粒状の黒色もしくは黒褐色の色素である．色素は線維柱帯後方が最も沈着しやすく，下方隅角に多く，また加齢とともに増加する．色素散布症候群，落屑緑内障では色素沈着が強く，Schwalbe 線を越える波状の色素沈着

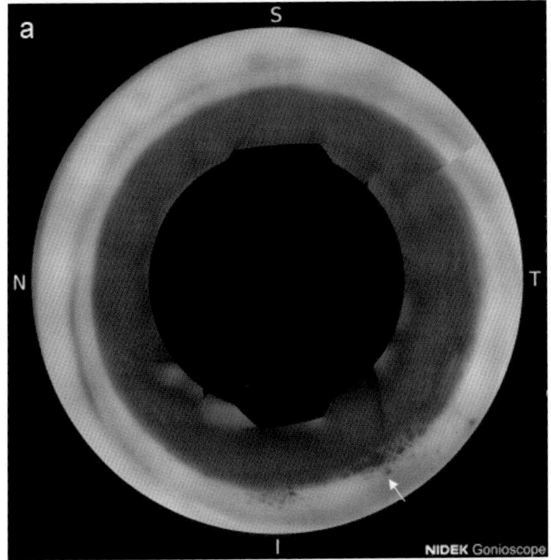

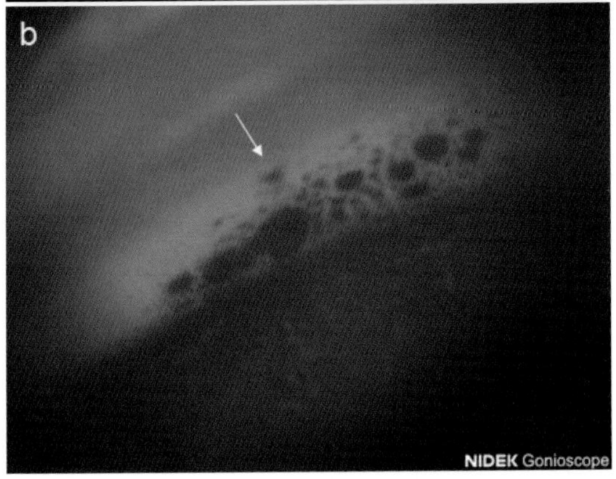

図 5. 肉芽腫性ぶどう膜炎続発緑内障眼の隅角
隅角色素沈着を白色矢印で示す.
a：環状スティッチ全周隅角画像. 下方に優位な隅角色素沈着, 5 時方向には黒色塊状の色素沈着を認める.
b：下下耳側隅角画像. 線維柱帯の色素帯を中心に Schwalbe 線まで届く, 肉芽腫性ぶどう膜炎に伴う黒色塊状の著明な隅角色素沈着を認める.

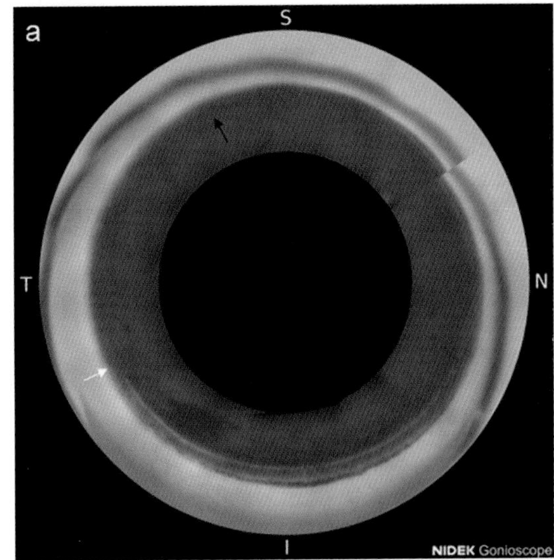

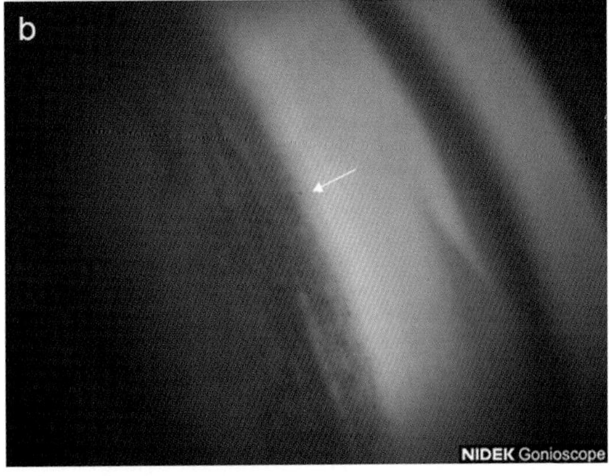

図 6. 増殖糖尿病網膜症, 硝子体術後, シリコンオイル抜去後, 血管新生緑内障眼の隅角
隅角新生血管を白色矢印で, 残留シリコンオイルを黒色矢印で示す.
a：環状スティッチ全周隅角画像. 下方に優位な隅角色素沈着, 耳側～上方にかけて周辺部虹彩～線維柱帯に伸びる網目状の新生血管を認める. 11 時方向の隅角には残留シリコンオイルが観察できる.
b：下耳耳側隅角画像. 虹彩面上の新生血管, および虹彩根部から線維柱帯にかけて立ち上がり, 線維柱帯上を円周状に広がって伸びる隅角新生血管を認める. 枝分かれし, 網目状に連なっている.

である Sampaolesi 線が特徴的である. Posner-Schlossman 症候群では患眼隅角の脱色素を認める[7)~11)]. 肉芽腫性ぶどう膜炎の場合, しばしば濃く塊状の隅角色素沈着を伴うことがある(図 5).

4. 新生血管

糖尿病や網膜静脈閉塞症, 眼虚血症候群等の虚血性眼疾患に続発し, 血管新生緑内障に特徴的な所見である. 毛様体前面から立ち上がり線維柱帯付近まで達し, 多数の分岐を伴いながら不規則に走行する(図 6)[7)~11)]. 血管新生のみ認める前緑内障期, 眼圧上昇を伴う開放隅角緑内障期, さらに周辺虹彩前癒着を伴う閉塞隅角緑内障期と病期が進むにつれ, より難治性となる[1)].

5. 残留シリコンオイル

硝子体手術の際, シリコンオイルによって網膜を復位させることがある. シリコンオイルは長期

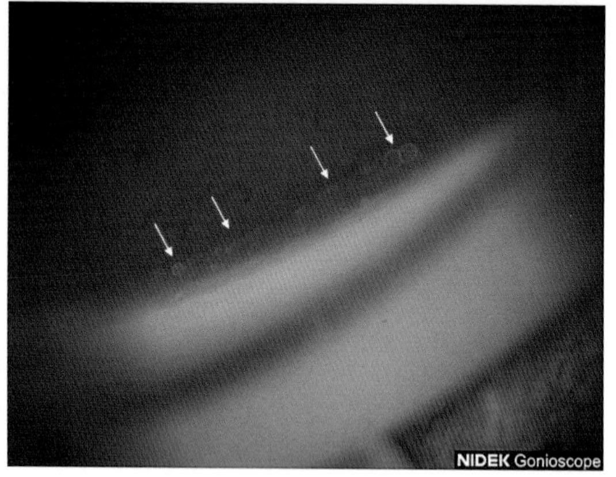

図 7．増殖糖尿病網膜症，硝子体術後，シリコンオイル抜去後，血管新生緑内障眼の上上耳側隅角画像
残留シリコンオイルを白色矢印で示す．隅角底に半透明顆粒状の残留シリコンオイルを認める．

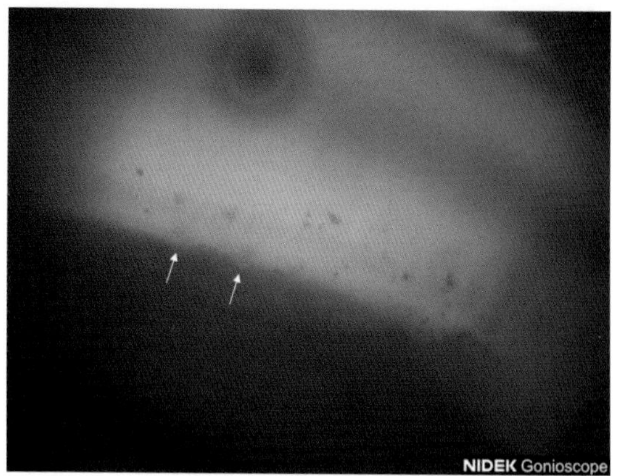

図 8．肉芽腫性ぶどう膜炎続発緑内障眼の下下耳側隅角画像
隅角結節を白色矢印で示す．灰白色塊状の結節性滲出物である隅角結節を2か所認める．耳側には周辺虹彩前癒着を伴っている．線維柱帯色素は強くないが，Schwalbe 線上に少量の隅角色素沈着を認める．

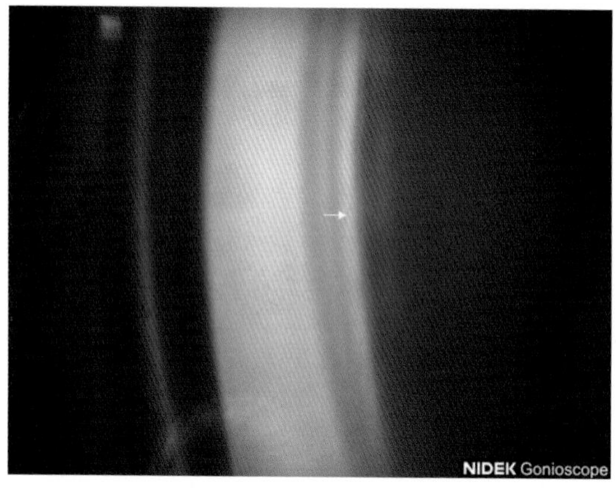

図 9．鈍的眼外傷直後の鼻側隅角画像
前房出血を白色矢印で示す．線維柱帯付近にうっすらとした前房出血を認め，その後方には隅角離開が生じている．

に眼内に留置することでオイルの乳化による眼圧上昇を引き起こす危険性があるため，術後しばらくして抜去するが，場合によっては隅角底に残留し，半透明顆粒として観察できることがある(図7)．眼軸長が長く，シリコンオイル除去前の眼圧が高い患者は，より多くのシリコンオイルが残存しやすく，それが眼圧上昇につながる可能性があり，徹底的な洗浄が必要である[13]．

6．隅角結節

前眼部の炎症反応を反映する灰白色塊状の結節性滲出物であり，類上皮細胞やリンパ球からなる炎症性の肉芽腫である(図8)．眼サルコイドーシス等の肉芽腫性ぶどう膜炎で観察される．眼圧上昇とともに隅角結節を認める場合にはぶどう膜炎による続発緑内障を疑い，眼圧下降治療の前に，まずはステロイドで消炎を図る必要がある[7)~11)]．

7．前房出血

鈍的外傷後，通常の細隙灯顕微鏡検査では明らかな前房出血がなくとも，隅角に出血を認める場合がある．比較的最近の鈍的外傷の証拠であり，毛様体解離や隅角離開，虹彩離断に伴う所見である(図9)[10)11)]．

8．隅角離開

毛様体の断裂であり，虹彩根部が後方に移動している所見として観察できる(図10)．一方で，毛様体が強膜から離れ，強膜が露出している所見が毛様体解離である．鈍的外傷の程度により範囲は異なり，広範囲であればあるほど，受傷後早期には低眼圧黄斑症，後期には外傷性緑内障を発症する危険性が高く，いずれも手術加療を必要とすることがある(図10)[7)~11)]．

9．隅角形成異常

発達緑内障に認められる虹彩高位付着と，Axenfeld-Rieger 症候群に認められる Schwalbe 線の突出・肥厚・前方偏位(後部胎生環)，および索状・膜状の周辺部虹彩組織の Schwalbe 線への

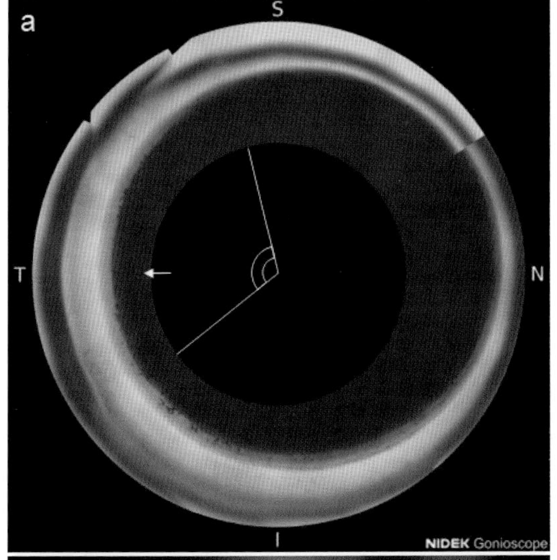

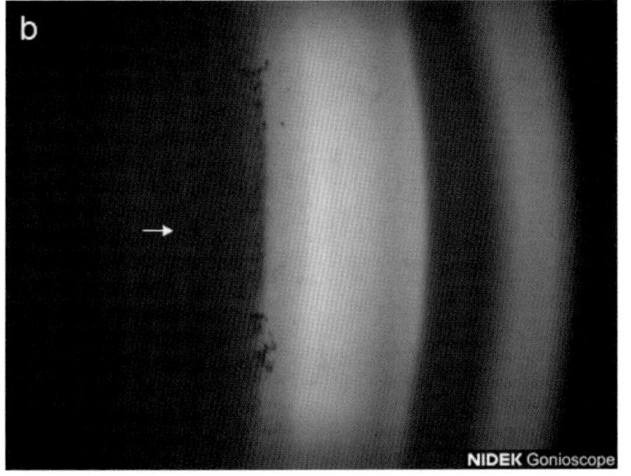

図 10. 鈍的眼外傷後 1 か月経過した眼の隅角
隅角離開を白色矢印で示す.
a：環状スティッチ全周隅角画像. 耳側～上方にかけて 113° にわたる隅角解離を認める.
b：耳側隅角画像. 広範囲の隅角解離を認め, 毛様体が断裂し, 虹彩根部が後方に移動している.

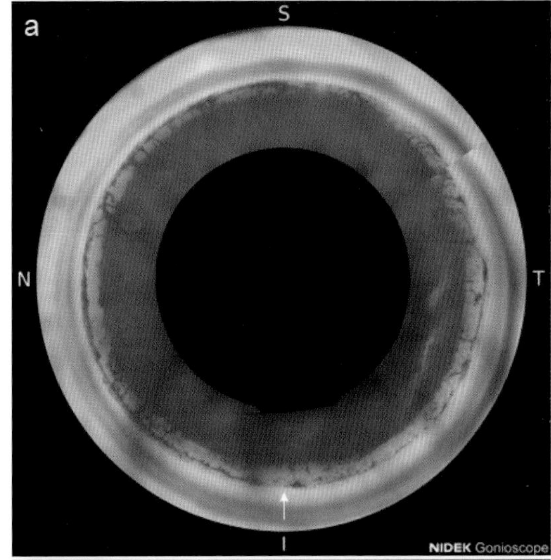

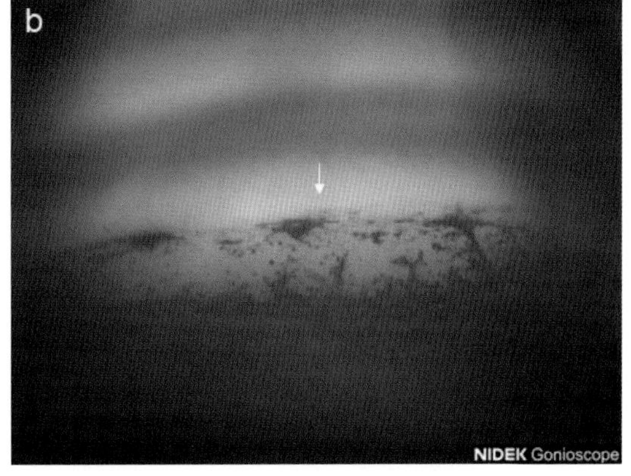

図 11. Axenfeld-Rieger 症候群の隅角
Axenfeld 異常を白色矢印で示す.
a：環状スティッチ全周隅角画像. 全周にわたって索状・膜状の周辺部虹彩組織の Schwalbe 線への付着・残存(Axenfeld 異常)を認める.
b：下方隅角画像. Schwalbe 線への索状・膜状の周辺部虹彩組織の残存(Axenfeld 異常). 毛様体帯は虹彩組織で覆われてほとんど観察できず, 虹彩高位付着を伴っている.

付着・残存(Axenfeld 異常)が代表的である(図 11). いずれも若年から緑内障を発症しうるが, まずは線維柱帯切開術が試みられる[10)11)].

低侵襲緑内障手術後の検査所見

低侵襲緑内障手術は, ①高い安全性, ②正常な解剖学的構造の最小限の破壊, ③眼内アプローチ, ④中等度の有効性, ⑤使いやすさ, の 5 要件をみたした緑内障手術術式である[14)]. その手術法は, ①線維柱帯と Schlemm 管からの主経路を用いた房水流出の促進, ②ぶどう膜強膜あるいは結膜下腔への房水流出の促進, ③毛様体の焼灼による房水産生の減少, に大別できるが, 近年最も選択される頻度が高いのは, 機能的線維柱帯部の切開による主経路の房水流出抵抗減少による流出促進である[5)15)]. その代表術式であるマイクロフック線維柱帯切開術および, それ以前に主流であったトラベクロトームを用いた線維柱帯切開術眼外法術後の全周隅角画像を提示する(図 12). マイクロフック線維柱帯切開術後には高率に周辺虹彩前癒着が認められ, それは線維柱帯切開範囲において有意に形成されるが[5)], 線維柱帯切開術眼外法

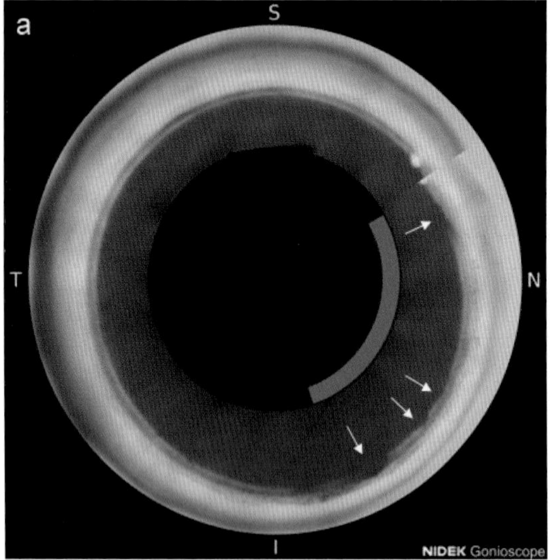

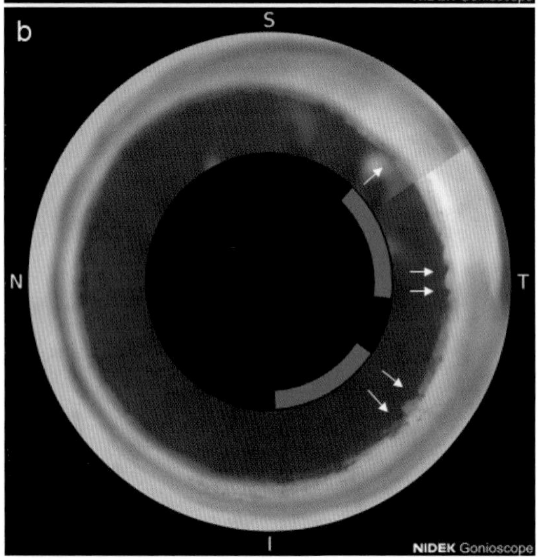

図 12. 線維柱帯切開術後の環状スティッチ全周隅角画像

線維柱帯切開範囲を青色帯にて，周辺虹彩前癒着を白色矢印で示す．

a：マイクロフック線維柱帯切開(鼻下側 90°切開)術後．線維柱帯切開範囲において複数の周辺虹彩前癒着を認める．線維柱帯切開範囲において線維柱帯色素は白く抜け，ロトミークレフトとして観察可能である．

b：線維柱帯切開術眼外法(耳下側 90°切開)術後．マイクロフック線維柱帯切開術の場合と同様に，線維柱帯切開範囲において複数の周辺虹彩前癒着を認める．トラベクロトームを挿入する際に作成する強膜フラップ部分には周辺虹彩前癒着は生じていない．

術後においても，線維柱帯切開範囲において複数の周辺虹彩前癒着を認める(図 12)．

検査タイミング

ゴニオスコープの適切な検査タイミングは，従来の隅角鏡検査のタイミングと同じである．①緑内障の病型診断・病態評価時(初診時，眼圧上昇時，前房隅角にアプローチする緑内障手術前後等)[4)~6)]，②ぶどう膜炎・炎症性疾患の診断・病態評価時，③眼外傷後の評価時には，行うべきであろう[12)]．しかし，多忙な外来のなか，全例に行うことは多くの眼科医にとって困難であるのも事実である．ゴニオスコープは隅角鏡検査と比較して手間も時間もかからず，静的隅角鏡検査をほぼ代替可能であることから，緑内障専門家だけでなく，非緑内障専門家も大いに活用することで，さまざまな隅角所見のスクリーニングと隅角所見の記録に役立つことが期待される．

文　献

1) 日本緑内障学会緑内障診療ガイドライン改訂委員会：緑内障診療ガイドライン(第 5 版)．日眼会誌，**126**：85-177，2022.

2) Shi Y, Yang X, Marion KM, et al：Novel and Semiautomated 360-Degree Gonioscopic Anterior Chamber Angle Imaging in Under 60 Seconds. Ophthalmol Glaucoma, **2**(4)：215-223, 2019.

3) Matsuo M, Fukuda H, Omura T, et al：Agreement in glaucoma type diagnosis between referring and referred ophthalmologists. Graefes Arch Clin Exp Ophthalmol, **260**(2)：701-702, 2022.

4) Matsuo M, Pajaro S, De Giusti A, et al：Automated anterior chamber angle pigmentation analyses using 360° gonioscopy. Br J Ophthalmol, **104**(5)：636-641, 2020.

5) Matsuo M, Inomata Y, Kozuki N, et al：Characterization of Peripheral Anterior Synechiae Formation After Microhook Ab-interno Trabeculotomy Using a 360-Degree Gonio-Camera. Clin Ophthalmol, **15**：1629-1638, 2021.

6) Matsuo M, Mizoue S, Nitta K, et al：Intraobserver and interobserver agreement among anterior chamber angle evaluations using automated 360-degree gonio-photos. PLoS One, **16**(5)：e0251249, 2021.

Summary　ゴニオスコープを用いた緑内障専門家の各種の隅角判定の検者内・検者間一致率を詳細に検討した．ゴニオスコープの詳細な説明から，その利点と限界，隅角検査のなかでの位置づけと，今後の使用法についても言及した最近の論文．
7）松尾将人，谷戸正樹：隅角全周同時撮影．眼科グラフィック，**8**：333-343，2019．
8）松尾将人，谷戸正樹：隅角全周撮影装置の有用性．あたらしい眼科，**37**(10)：1205-1212，2020．
9）松尾将人，谷戸正樹：全周隅角カメラ．眼科手術，**33**(1)：75-81，2020．
10）羽田麻似，白土城照：隅角検査．緑内障(北澤克明監，白土城照，新家　眞，山本哲也編)．医学書院，pp. 117-130，2004．
Summary　いわずと知れた邦文の緑内障のバイブル．20年前の書籍であるが，さまざまな知見や示唆にあふれており，緑内障を学ぶ者にとって必読の書である．
11）竹内正光，湖崎　淳：隅角アトラス(宇山昌延監，三木弘彦編)．日本アクセル・シュプリンガー出版，pp. 1-27，2000．
Summary　邦文の隅角鏡検査画像集．1ページごとに正常・異常隅角所見が大きな写真と箇条書きの説明文により，1対1対応で記載されており，20年以上前の書籍であるが参考になる．
12）松尾将人：隅角検査．新篇眼科プラクティス6 視能訓練士スキルアップ—これこそ座右の書—(大鹿哲郎監，大鹿哲郎，南雲　幹編)．文光堂，p. 54，2022．
13）Zhao H, Cheng T, Wu K, et al：Silicone oil residual after vitrectomy for rhegmatogenous retinal detachment. Eye(Lond), **37**(9)：1829-1833, 2023.
14）Saheb H, Ahmed II：Micro-invasive glaucoma surgery：current perspectives and future directions. Curr Opin Ophthalmol, **23**(2)：96-104, 2012.
15）Tanito M, Matsuo M：*Ab-interno* trabeculotomy-related glaucoma surgeries. Taiwan J Ophthalmol, **9**(2)：67-71, 2019.

MB OCULI. No. 129：42－50, 2023

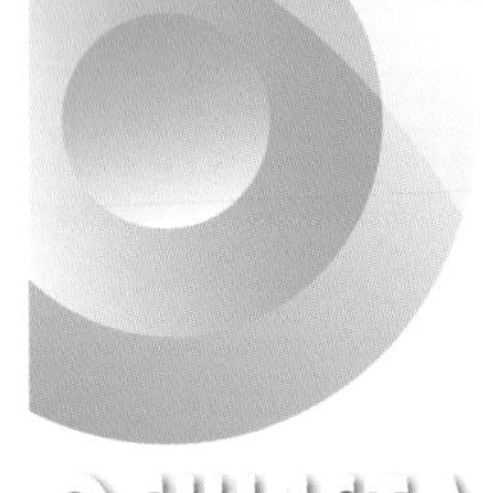

特集／隅角検査道場―基本と実践―

前房深度検査

坂田　礼*

Key Words： 中心前房深度(central anterior chamber depth)，周辺前房深度(peripheral anterior chamber depth)，閉塞隅角機序(angle-closure mechanism)，van-Herick 法(van-Herick technique)，原発閉塞隅角緑内障(primary angle-closure glaucoma)

Abstract：前房深度は細隙灯顕微鏡検査で簡便に把握することができるため，日々の診療において，特に閉塞隅角メカニズムを見逃さないようにスクリーニングしていきたい．前房深度は角膜厚を参照に判断するが，中心前房深度が角膜厚の 3 倍以下の場合は，急性原発閉塞隅角症(緑内障発作)の可能性が高まる．また，周辺前房深度は van-Herick 法で半定量的に評価することができるので，Grade 2 以下，つまり周辺の前房深度が角膜厚の 1/4 以下の場合は狭隅角の可能性が高くなる．プラトー虹彩という特殊な閉塞隅角メカニズムは比較的若年者に多く，逆に高齢者では相対的瞳孔ブロックや水晶体の要素が強くなっていく．現在の前房評価において前眼部光干渉断層計は外すことはできない検査であるが，基本は細隙灯顕微鏡検査で把握できる前房深度から病態をトリアージしていくこと，そして何よりも前房の深浅にかかわらず隅角鏡をのせること，である．

はじめに

緑内障診療において最も優先されるべきことは，隅角所見をきちんと取って病型診断をつけるということである．緑内障は病型によって治療方針が決まるからであり，開放隅角の場合は薬物治療から開始，一方で閉塞隅角の場合は早期からレーザーもしくは水晶体再建術を検討していく必要がある．開放隅角と診断し，途中から閉塞隅角のメカニズムが加わることもあるが，このような場合でも細隙灯顕微鏡検査による中心～周辺前房深度からおおよその病態の変化を把握することはできる．隅角鏡検査，前眼部光干渉断層計も診断には必須ではあることを踏まえたうえで，ここでは細隙灯顕微鏡検査から把握できる前房深度と隅角との関係について考えてみたい．

* Rei SAKATA，〒113-8655　東京都文京区本郷 7-3-1　東京大学医学部附属病院眼科，講師

中心前房深度

ある程度経験を積んだ眼科医であれば，細隙灯顕微鏡検査で前眼部(中心前房深度)を観察しただけで，浅前房の有無をトリアージすることはあまり難しいことではない．ただし，一概に浅前房といってもその原因はさまざまであるため(図1～4)，治療経過や全身状態，細隙灯顕微鏡検査，眼底検査，画像検査，隅角鏡検査等から原疾患を鑑別していく必要がある．

前眼部画像解析装置の使用で，日本人を対象として中心前房深度を定量的に検査した報告がいくつかある．

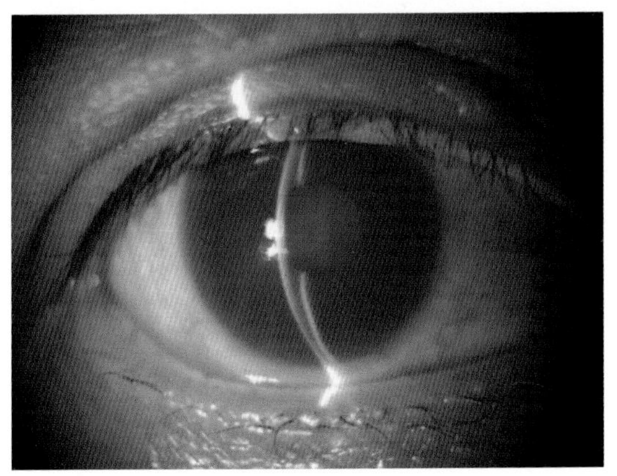

図 1. 急性原発閉塞隅角症(緑内障発作)での浅前房

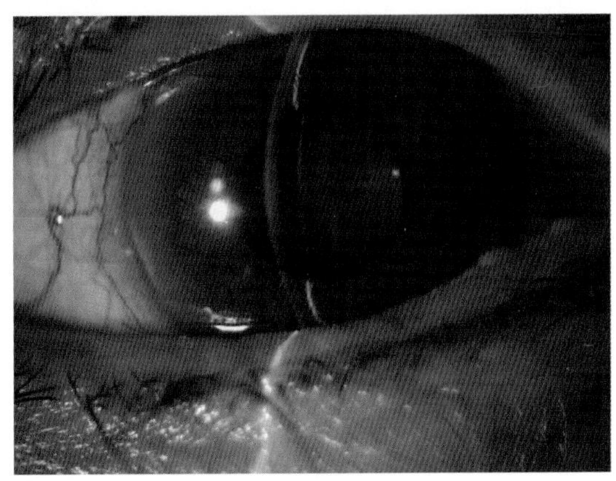

図 2. 緑内障手術後の過剰濾過が原因の浅前房

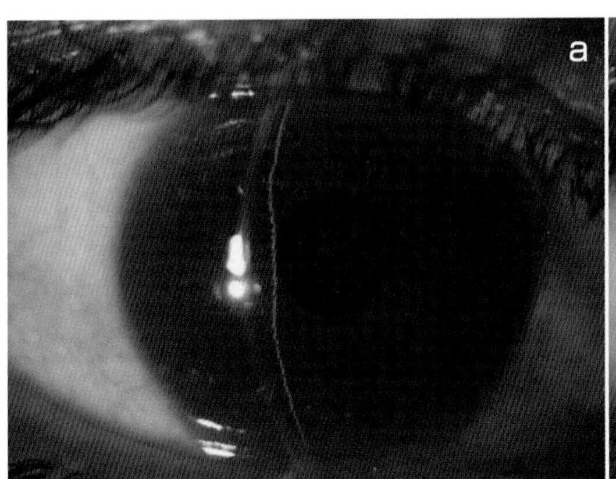

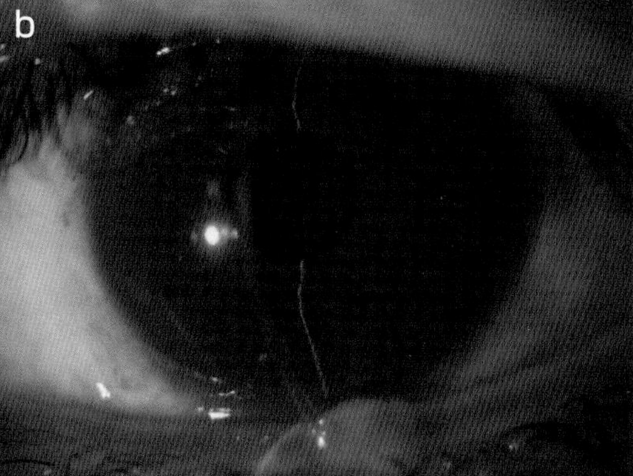

図 3.
a：外傷後のチン小帯脆弱に伴う水晶体偏移と浅前房(眼軸 25 mm)
b：その僚眼(前房深度は十分ある)

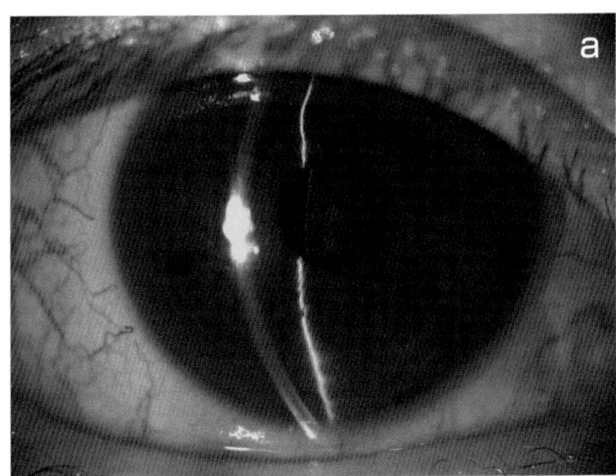

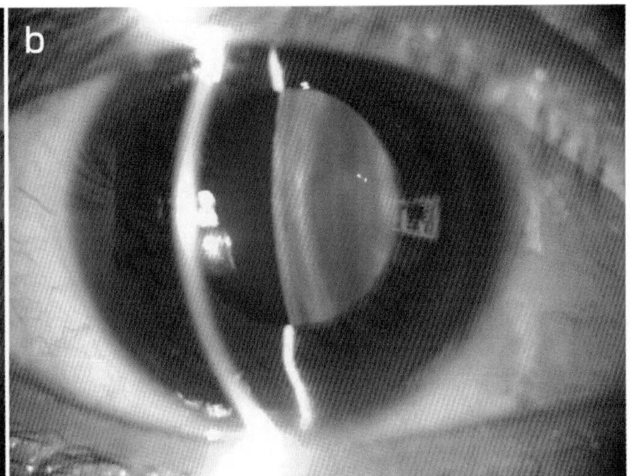

図 4.
a：原田病における浅前房
b：同症例の寛解期の前房深度

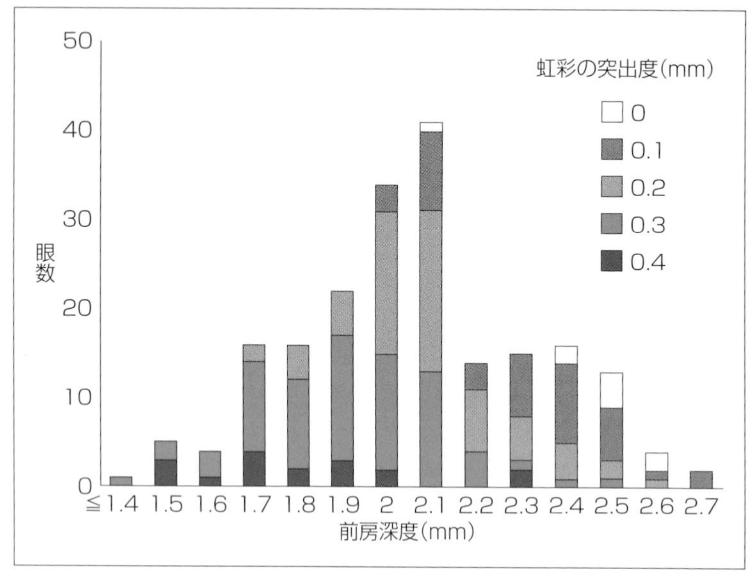

図 5.
横軸が前房深度(mm)，縦軸が眼数，色分けは虹彩の前房側への突出度(今回は言及せず)

1．**長浜スタディ**(長浜市住民　日本人 9,850 眼　光学式眼軸長測定装置)[1)]

年齢 57.6 歳，眼軸長 24.09 mm，屈折 −1.44 D

	34〜39 歳	40〜49 歳	50〜59 歳	60〜69 歳	70 歳以上
男性	3.54 mm	3.45 mm	3.28 mm	3.18 mm	3.04 mm
女性	3.45 mm	3.35 mm	3.16 mm	3.03 mm	2.93 mm

2．**正常眼**(多施設共同　日本人 250 眼　スリットスキャン式角膜トポグラファー)[2)]

年齢 46.5 歳，眼軸長 24.78 mm，屈折 −2.42 D

	前房深度
全体	2.92 mm

3．**白内障手術前**(多施設共同　日本人 2,143 眼　光学式眼軸長測定装置)[3)]

年齢 72.83 歳，眼軸長 24.02 mm，屈折 −4.1 D

	前房深度
全体	3.13 mm

4．**健康な若者**(多施設共同　日本人 229 眼　光学式眼軸長測定装置)[4)]

年齢 23.07 歳，眼軸長 25.4 mm，屈折 −4.1 D

	前房深度
全体	3.80 mm
男性	3.85 mm
女性	3.72 mm

以上の報告は正視眼から近視眼での報告である．中心角膜厚を 500 μm と近似すれば，中心前房深度は角膜厚の大体6〜7倍程度，ということになる．

5．**原発閉塞隅角症**(単施設　日本人 203 眼　超音波生体顕微鏡)[5)](図 5)

年齢 68.8 歳，眼軸長：不明，屈折：不明

狭隅角眼では，急性原発閉塞隅角症(緑内障発作)に対して注意を払わないといけない．急性原発閉塞隅角症と慢性閉塞隅角症において，中心前房深度を比較した報告がある．日本人を対象とした後ろ向き研究で，34 眼の急性原発閉塞隅角症と 60 眼の慢性閉塞隅角症での中心前房深度はそれぞれ 1.407 ± 0.301 mm と 1.960 ± 0.205 mm(両者に有意差あり)であり，両者を区別できるカットオフ値は1.699 mmであった，としている[6)](図 6)．研究デザインが後ろ向きのため，この結果の解釈にはある程度の制限はあるものの(緑内障発作後の中心前房深度を示しているため，中心前房深度が浅いから発作が起きたのか，その逆なのか，を解釈することが困難)，臨床において浅い中心前房を見た場合，それが 1.7 mm 以下であれば，予防的にレーザー虹彩切開術(LI)や水晶体再建術を検討していく．前房深度を定量的に計測できない場合でも，中心前房深度が角膜厚の 3 倍以下の場合は，急性原発閉塞隅角症に注意するべきである．

また，中心前房深度と眼軸長との相関を検討し

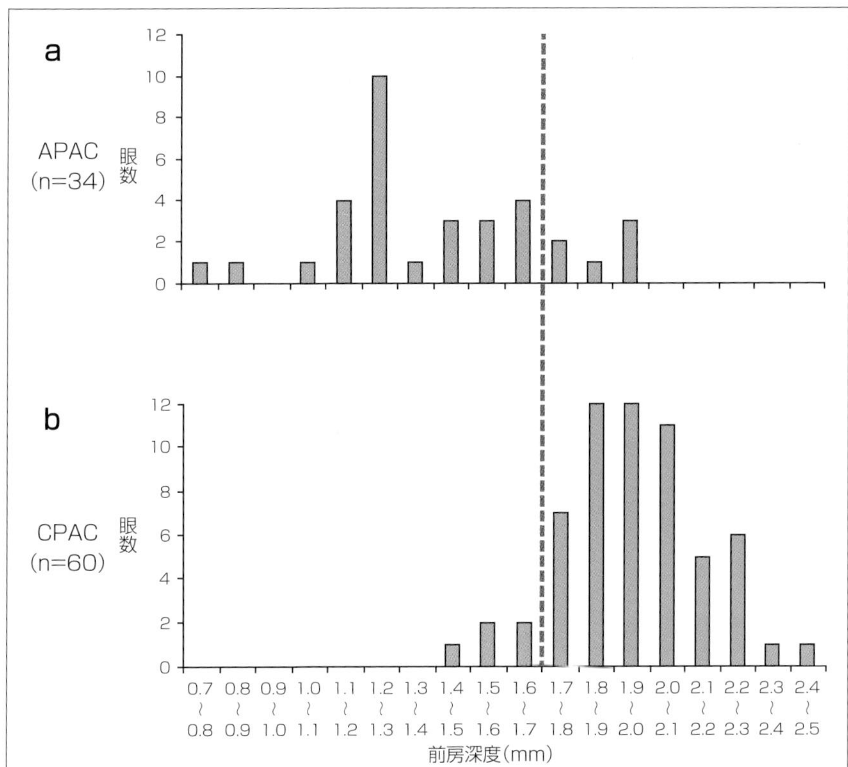

図 6.
a は急性原発閉塞隅角症(APAC)，b が慢性閉塞隅角症(CPAC)の場合の中心前房深度の分布を示している．横軸が前房深度(mm)，縦軸が眼数をそれぞれ示している．点線がカットオフ値(1.7 mm)を示す．

たシステマティックレビューがある(26 本の研究のメタ解析)[7]．これによれば，眼軸長と中心前房深度は正の相関を認める．眼軸が長くなればなるほど，前房深度も深くなるということであるが，これは至極当然に思われる．ただし，全体としては弱い相関(r＝0.49)で，報告によってかなり相関がばらついていることが示唆されている．眼軸が長い場合でも中心前房深度はやや浅め，という症例はたまに経験する(図 7)．

ここまでのまとめとしては，浅前房のなかでも中心前房深度が角膜厚の 3 倍かそれ以下，あるいは測定値としては中心前房深度が 1.7 mm 以下であれば，急性原発閉塞隅角症の可能性が高まるため，予防的な治療(LI や水晶体再建術)を考慮していく．ただし中心前房が浅くない場合でも，プラトー虹彩という隅角閉塞メカニズムが潜んでいる場合がある．次に，周辺前房についてみていくことにする．

周辺前房深度

周辺前房深度が浅い場合は狭隅角の可能性が高い．多忙を極める外来では，細隙灯顕微鏡検査で

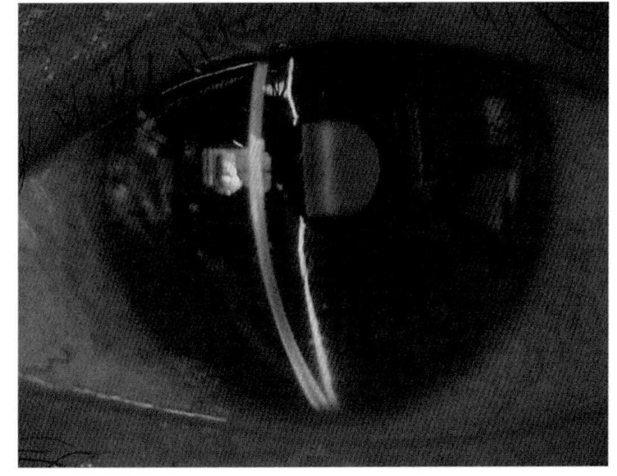

図 7. 眼軸は 25 mm であるが中心前房がやや浅い眼

周辺前房深度を半定量的に評価することができる簡易的なスクリーニング方法，van-Herick 法を積極的に活用したい．

1．van-Herick 法[8] (図 8)

患者に正面視してもらい，細隙灯のスリット光束と観察系との角度を 60° とし(正確に当てることは慣れが必要だが，臨床経験が浅くても試行可能)，スリット光束を角膜輪部に対して垂直に当てて，周辺部前房深度と角膜厚を比較することによって，隅角の広さを推測する(無散瞳で施行)．

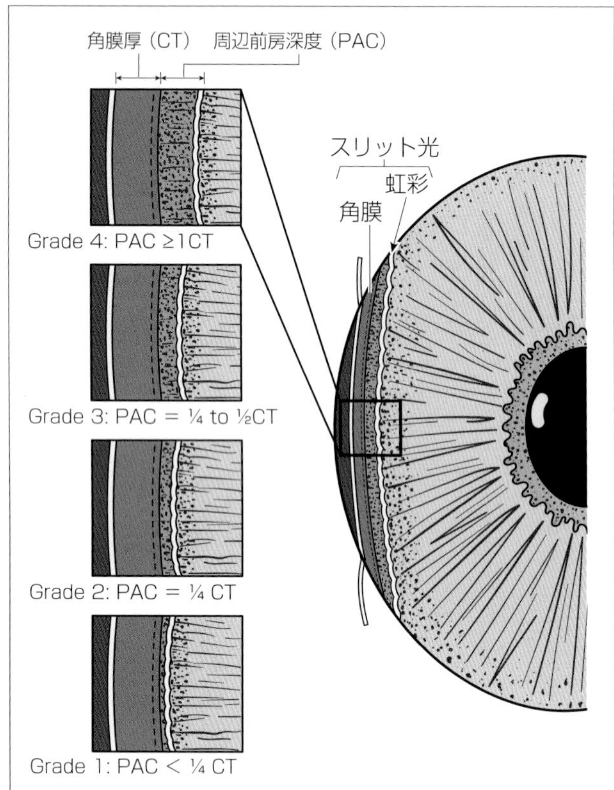

図 8.
van-Herick 法の分類
Grade 0：角膜と虹彩が接触している→隅角は閉塞している
Grade 1：前房深度が角膜厚の 1/4 未満→隅角閉塞を生じやすい
Grade 2：前房深度が角膜厚の1/4→隅角閉塞を生じる可能性がある
Grade 3：前房深度が角膜厚の 1/4〜1/2→隅角閉塞しにくい
Grade 4：前房深度が角膜厚以上→隅角閉塞を生じない
PAC：peripheral anterior chamber

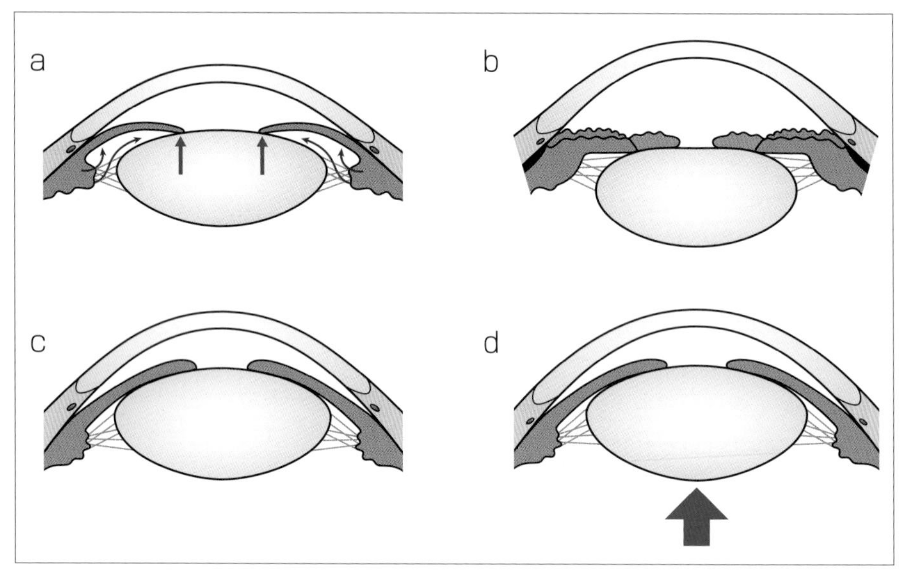

図 9. 閉塞隅角メカニズム
a：相対的瞳孔ブロック　b：プラトー虹彩
c：水晶体因子　d：水晶体後方因子(毛様体ブロック等)

この方法で狭隅角を確定診断することはできないが，Grade 2 以下の場合は狭隅角の可能性が高くなるため，引き続き隅角鏡検査を行う．

van-Herick 法の問題の 1 つは，Grade 評価が医師によってばらつきが生じることが挙げられる．また経験豊富な眼科医がこの方法でスクリーニングを行ったとしても，かなりの割合で閉塞隅角眼を見逃しているという報告もある[9]．

閉塞隅角メカニズム

隅角の閉塞メカニズムは，大きく4つに分類されるが，実際は病態が重なり合うこともある(図9).

①相対的瞳孔ブロック

②プラトー虹彩

③水晶体因子

④水晶体後方因子(毛様体ブロック等)

①③④の場合：中心前房深度は浅く，②の場合：中心前房深度は比較的深いことが多い.

1．相対的瞳孔ブロック

虹彩瞳孔縁と水晶体の接触部位(瞳孔領付近)における房水の流出抵抗が増大することで，房水が通りづらい状態となり，その結果，後房圧が前房圧より相対的に高くなる．後房圧が上がることで虹彩が前房側に弯曲する(図10)．虹彩周辺部の弯曲が進むにつれて，虹彩が角膜側に圧排されて線維柱帯を閉塞させる．これが広範囲にわたって起こると眼圧が上昇する．特に夜間は散瞳傾向になるが，散瞳状態では，接触部位が水晶体側へより強く押さえつけられるため，眼圧上昇が起こりやすい状態となる．多くの瞳孔ブロックでは水晶体因子も関連しているため周辺前房のみならず中心前房も浅くなる.

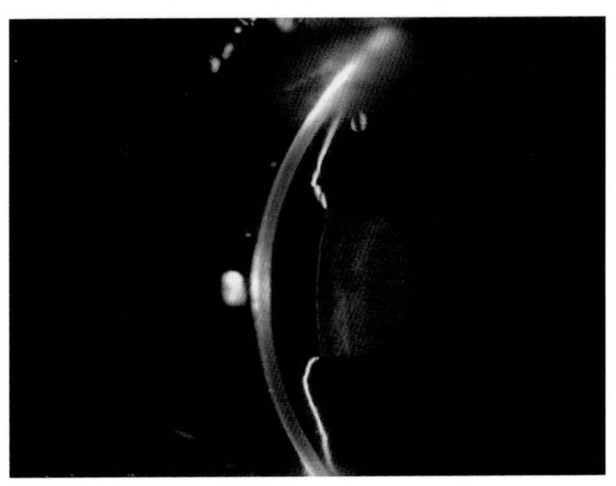

図 10． 周辺のみならず中心前房深度はかなり浅い

2．プラトー虹彩

若年者における狭隅角の病因は高齢者とは異なり，瞳孔ブロックよりもむしろ，構造異常や発達異常(主にはプラトー虹彩)が関係しているとされる[10]．しかし，この病態をみつけるのが難しいのは，中心前房が一見すると正常にみえるからである(図11)．虹彩根部が前房(角膜側)に屈曲して狭隅角となっているため，隅角鏡検査や画像検査を行わないと診断することは難しい．UBM(超音波生体顕微鏡)を用いたプラトー虹彩の診断基準としては，①機械的な隅角閉塞，②毛様体突起の前方回旋，③毛様溝の消失，④虹彩根部の急峻な立ち上がり，⑤平坦な中央部虹彩，とされているが，実際はこれらすべての基準を満たす(検査できる)わけではない.

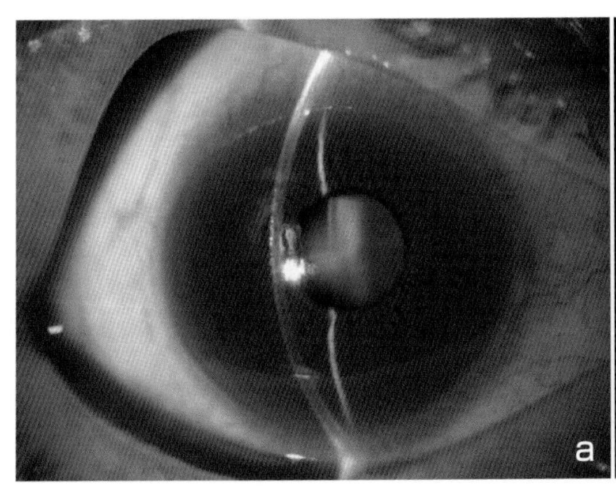

図 11．

a：中心前房深度だけ見ると閉塞隅角メカニズムが潜んでいるようにはみえない.

b：隅角検査をすると線維柱帯はみえない．虹彩根部が急峻に立ち上がっているからである.

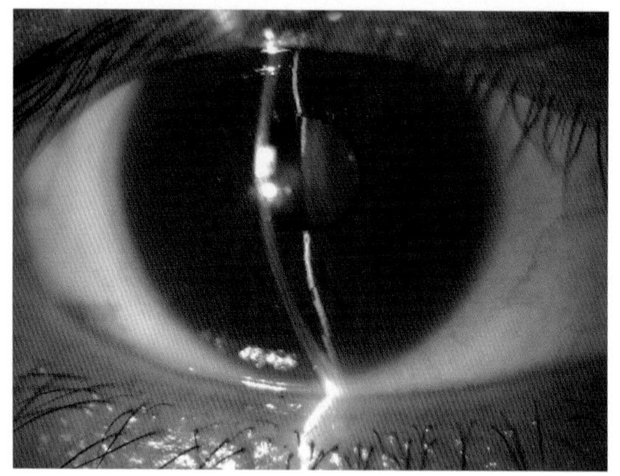

図 12. 短眼軸(眼軸19.65 mm)に伴う浅前房(45歳)

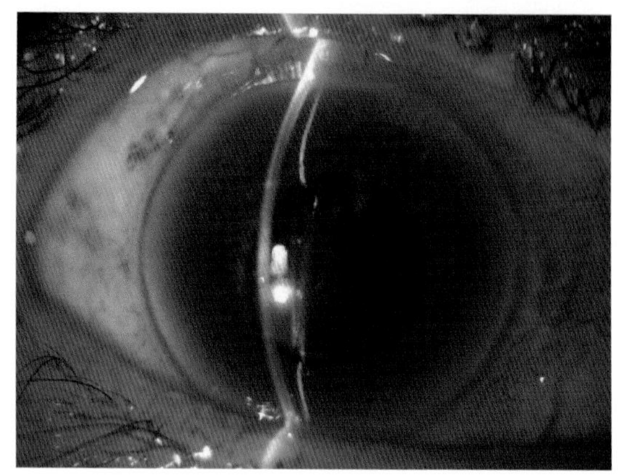

図 13. 線維柱帯切除術後の浅前房(房水が濾過胞に流れずに後房側に回っている)

3. 水晶体因子

小眼球を含む短眼軸(図12)，水晶体の前方移動や厚みの増加等が原因で中心前房が浅くなり，周辺前房も浅くなる(瞳孔ブロックも関与する場合が多い)．また，鈍的眼外傷等の既往や落屑眼ではチン小帯が脆弱となり水晶体が前方に移動している場合もある．

以上，3つの閉塞隅角メカニズム(相対的瞳孔ブロック，プラトー虹彩，水晶体因子)のいずれにも，水晶体再建術がその病態の解決に有効であるが，透明水晶体に対する手術に関しては賛否が分かれる．LIは複合メカニズムで隅角の閉塞が起こっている眼に対するLIの有効性は限定的である(プラトー虹彩はLIでは根本的な解決にならない)．

4. 水晶体後方因子(毛様体ブロック等)

毛様体ブロックの代表例としては悪性緑内障が挙げられる(図13)．病態の主座は毛様体〜水晶体嚢のブロックである．後嚢〜前部硝子体膜切開(YAGレーザー)を照射して，硝子体腔と後房から前房の交通路を作成する．

前眼部の画像解析装置はいくつかあるが，そのなかでも前眼部光干渉断層計は，非侵襲的かつ短時間で定量的な結果が得られることから，昨今は広く活用されている．

走査式周辺前房深度計(Scanning Peripheral Anterior Chamber Depth Analyzer：SPAC)

SPAC(タカギセイコー社)を用いることで，非接触かつ定量的に角膜中心部から耳側周辺部へ連続的に前房深度を測定(光学的方法に基づく)することができる．閉塞隅角患者のオリジナルデータベースに基づいて，隅角閉塞の可能性が診断され出力されるが，2015年に製造は中止された．

超音波生体顕微鏡(ultrasound biomicroscopy：UBM)

隅角〜毛様体突起を描出するのには最も適した機械であり，プラトー虹彩の診断に有用であるが，侵襲的であり検査自体は経験を要する．UBMについては別稿を参照していただきたい．

前眼部光干渉断層計(optical coherence tomography：OCT)

CASIA2(トーメー社)は，中心〜周辺の前房深度を定量的に計測できる前眼部OCTであり，前眼部の画像解析検査として最も広く活用されている．ただし毛様体突起までは撮影できない．前眼部OCTについては別稿を参照していただきたい．

(補足)原発閉塞隅角緑内障の分類

原発閉塞隅角緑内障の日本での罹患率は0.6%(多治見スタディ)[11]，2.2%(久米島スタディ)[12]となっている．原発閉塞隅角緑内障は隅角構造(虹彩と線維柱帯の機能的接触や器質的癒着)と緑内障性視神経症(glaucomatous optic neuropathy：GON)の有無から以下の3つに分類される[13]．

①原発閉塞隅角症疑い(primary angle closure suspect：PACS)

②原発閉塞隅角症(primary angle closure：PAC)

③原発閉塞隅角緑内障(primary angle closure glaucoma：PACG)

5年間の自然経過で，開放隅角眼の20.4%がPACSへ，PACSの22%がPACへ，PACの28.5%がPACGへと進行すると報告がある[14)〜16)]．なお，この原発閉塞隅角緑内障とその前駆病変のすべてを総称して，原発閉塞隅角病(primary angle closure disease：PACD)と呼んでいる．

全体のまとめ

閉塞隅角メカニズムは開放隅角とは異なり，眼圧(あるいは将来起こりうる眼圧上昇)をレーザーや手術で管理することができる病態である．そのために，日々の診療においてルーチンで行う細隙灯顕微鏡検査で，中心〜周辺前房深度をチェックして，隅角の状態についておおよその把握を行うことが肝要である．中心前房深度が角膜厚の3倍以下，周辺前房深度が角膜厚の1/4以下は，細隙灯顕微鏡検査による前房深度のトリアージレベルでは黄色〜赤色にあたる．しかし，前房深度の深浅にかかわらず隅角鏡検査はタイミングをみて行っておく必要がある．

利益相反基準：該当なし

文　献

1) Nakao SY, Miyake M, Hosoda Y, et al：Myopia Prevalence and Ocular Biometry Features in a General Japanese Population：The Nagahama Study. Ophthalmology, **128**：522-531, 2021.

2) Kawamorita T, Uozato H, Oshika T, et al：Evaluation of ocular biometry in the Japanese population using a multicenter approach：Prospective observational study. PLoS One, **17**：e0271814, 2022.

3) Kamiya K, Hayashi K, Tanabe M, et al：Nationwide multicentre comparison of preoperative biometry and predictability of cataract surgery in Japan. Br J Ophthalmol, **106**：1227-1234, 2022.

4) Kato K, Kondo M, Takeuchi M, et al：Refractive error and biometrics of anterior segment of eyes of healthy young university students in Japan. Sci Rep, **9**：15337, 2019.

5) Nonaka A, Iwawaki T, Kikuchi M, et al：Quantitative evaluation of iris convexity in primary angle closure. Am J Ophthalmol, **143**：695-697, 2007.

6) Yoshimizu S, Hirose F, Takagi S, et al：Comparison of pretreatment measurements of anterior segment parameters in eyes with acute and chronic primary angle closure. Jpn J Ophthalmol, **63**：151-157, 2019.

Summary 日本人を対象としている研究であり，実臨床で応用しやすい．急性原発性閉塞隅角症(APAC)眼と慢性原発性閉塞隅角症(CPAC)眼の治療前の前眼部パラメータを比較し，APAC眼の特徴を明らかにしている．

7) Gaurisankar ZS, van Rijn GA, Lima JEE, et al：Correlations between ocular biometrics and refractive error：A systematic review and meta-analysis. Acta Ophthalmol, **97**：735-743, 2019.

8) Van Herick W, Shaffer RN, Schwartz A：Estimation of width of angle of anterior chamber. Incidence and significance of the narrow angle. Am J Ophthalmol, **68**：626-629, 1969.

9) Johnson TV, Ramulu PY, Quigley HA, et al：Low Sensitivity of the Van Herick Method for Detecting Gonioscopic Angle Closure Independent of Observer Expertise. Am J Ophthalmol, **195**：63-71, 2018.

10) Ritch R, Chang BM, Liebmann JM：Angle closure in younger patients. Ophthalmology, **110**：1880-1889, 2003.

11) Yamamoto T, Iwase A, Araie M, et al：The Tajimi Study report 2：prevalence of primary angle closure and secondary glaucoma in a Japanese population. Ophthalmology, **112**：1661-1669, 2005.

12) Sawaguchi S, Sakai H, Iwase A, et al：Prevalence of primary angle closure and primary angle-closure glaucoma in a southwestern rural population of Japan：the Kumejima Study. Ophthalmol-

ogy, **119**：1134-1142, 2012.

13）Foster PJ, Buhrmann R, Quigley HA, et al：The definition and classification of glaucoma in prevalence surveys. Br J Ophthalmol, **86**：238-242, 2002.
Summary 20年前の論文であるが，PACS，PAC，PACG という考え方を提唱した内容となっており，現在も閉塞隅角緑内障の分類として活用されている．

14）Yip JL, Foster PJ, Gilbert CE, et al：Incidence of occludable angles in a high-risk Mongolian population. Br J Ophthalmol, **92**：30-33, 2008.

15）Thomas R, George R, Parikh R, et al：Five year risk of progression of primary angle closure suspects to primary angle closure：a population based study. Br J Ophthalmol, **87**：450-454, 2003.

16）Thomas R, Parikh R, Muliyil J, et al. Five-year risk of progression of primary angle closure to primary angle closure glaucoma：a population-based study. Acta Ophthalmol Scand, **81**：480-485, 2003.

MB OCULI. No. 129：51－55, 2023

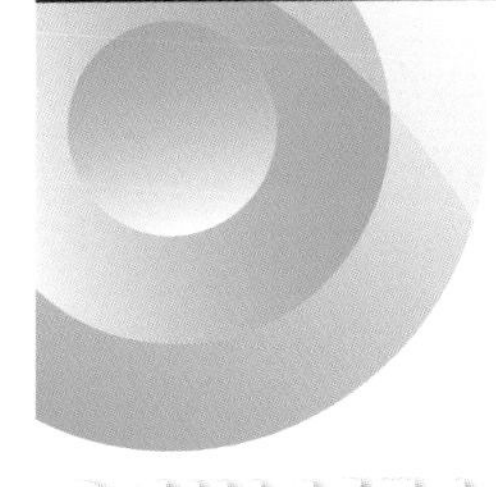

特集／隅角検査道場―基本と実践―

閉塞隅角緑内障の誘発(負荷)試験

吉水　聡*

Key Words： 緑内障(glaucoma)，原発閉塞隅角病(primary angle closure disease：PACD)，誘発(負荷)試験(provocative test)，閉塞隅角(angle closure)，機能的隅角閉塞(appositional angle closure)

Abstract：隅角閉塞の評価の基本は隅角鏡検査や前眼部 OCT を含めた画像検査による形態的な評価である．しかしながら，実臨床においては隅角閉塞所見を認めるものの通常の診察時に眼圧上昇を認めず，上記の検査のみでは機能的隅角閉塞の眼圧への影響の評価が悩ましい症例も存在する．このような場合にあえて眼圧が上がりやすい状況を起こすことで，機能的隅角閉塞による眼圧上昇の関与について評価する目的で誘発(負荷)試験の適応を考慮する．代表的な試験としては暗室うつむき負荷試験，散瞳負荷試験が知られており，両者の特徴や注意点を踏まえて誘発(負荷)試験を行う必要がある．

眼圧誘発(負荷)試験とは

眼圧誘発(負荷)試験とは，通常診療時の眼圧測定で高眼圧を認めない症例について，あえて眼圧が上がりやすい状況におくことで眼圧上昇が検出されるかどうかを調べる検査である．

閉塞隅角眼は隅角付近の前眼部構造の変化に伴って眼圧が変動をきたしやすいため，本検査の有用性が高い．

隅角閉塞の評価は細隙灯顕微鏡検査，隅角鏡検査，前眼部 OCT や超音波生体顕微鏡等の画像検査が基本である．一般に，隅角閉塞は可逆的な変化である機能的隅角閉塞(周辺部虹彩と線維柱帯の接触)と，不可逆的な変化である器質的隅角閉塞(周辺虹彩前癒着)に大別される．器質的隅角閉塞は静的・動的・圧迫隅角鏡検査によって癒着の有無やその範囲を評価する．一方で機能的隅角閉塞は瞳孔運動等の生理的条件の変化や瞳孔作動薬によって変動し，房水流出抵抗や眼圧の変化をきたす．そのため通常の診察時に眼圧上昇を認めず，隅角鏡検査・画像検査のみでは機能的隅角閉塞の眼圧への影響の評価が悩ましい症例も認める．このような場合に，誘発(負荷)試験によって機能的隅角閉塞による眼圧上昇が検出されるかについて検査の適応を考慮する．

なお，開放隅角眼の誘発(負荷)試験については飲水試験・ステロイド試験等が知られているが実臨床で使用する機会は少なく，主に閉塞隅角眼において本試験は施行されることが多い．

* Satoru YOSHIMIZU，〒650-0047　神戸市中央区港島南町 2-1-8　地方独立行政法人神戸市民病院機構神戸市立神戸アイセンター病院

眼圧誘発(負荷)試験の方法

1．眼圧誘発(負荷)試験の種類・機序

閉塞隅角眼を対象とした代表的な負荷試験として，暗室試験[1]とうつむき試験[2]を組み合わせた暗室うつむき負荷試験[3)4]と散瞳負荷試験[5)6]が挙げられる．

一般に隅角閉塞のメカニズムとして瞳孔ブロック，プラトー虹彩，水晶体因子，水晶体後方因子の4つが知られている[7]が，原因となるメカニズ

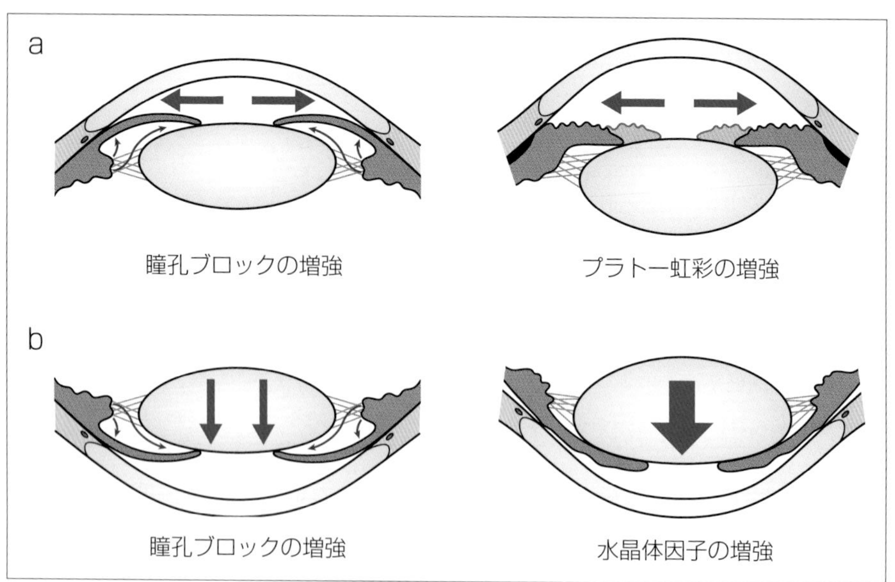

図 1. 負荷試験時の隅角閉塞の増強
a：散瞳負荷試験，暗室負荷試験．散瞳により虹彩の形状が変化し，瞳孔ブロック・プラトー虹彩メカニズムが増強される．
b：うつむき負荷試験．うつむき姿勢時の重力による水晶体の前進の影響で瞳孔ブロック・水晶体因子が増強される．

ムの複数がオーバーラップしたマルチメカニズムによって隅角閉塞をきたす傾向にあることが知られている．瞳孔ブロックでは虹彩瞳孔縁と水晶体前面の接触部位での房水の流出抵抗のために前房圧寄りの後房圧が高くなった結果，虹彩が前方へ弯曲し隅角が狭小化する．瞳孔ブロック力は中心前房深度が浅い場合や，瞳孔径が中等度散大の場合に大きくなることが多い．プラトー虹彩では中心の前房深度は比較的深いものの，毛様体の前方回旋，虹彩根部厚の増加により隅角の狭小化をきたす．水晶体因子では水晶体厚の増加，水晶体の前方移動によって虹彩が前方へ全体的に圧排されることによって隅角の狭小化をきたす．水晶体後方因子はそのメカニズムに不明瞭な点が多いものの，毛様体脈絡膜剝離，毛様体突起の前方回旋等の関与によって房水の硝子体腔側への回り込み（＝aqueous misdirection）が起こり，虹彩や水晶体/眼内レンズが前方へ圧排されることが原因とされている．

暗室うつむき負荷試験は暗室での生理的散瞳による瞳孔ブロックおよびプラトー虹彩メカニズムの増強を，うつむき姿勢時の重力による水晶体前進[8]の影響による瞳孔縁での瞳孔ブロックの増強，水晶体因子の増強を目的とした検査である．散瞳負荷試験は散瞳薬の点眼による虹彩の形状の変化に起因する瞳孔ブロックおよびプラトー虹彩メカニズムの増強を目的とした検査である（図1）．

2．眼圧誘発（負荷）試験の手順

1）暗室うつむき負荷試験

負荷前の眼圧を通常診察通りに明室で測定した後に，暗室・座位で1時間うつむき姿勢を保持する（図2）．上腕で眼球を圧迫しないこと，うつむき中に入眠しない（副交感神経優位となり縮瞳しやすい）ことに注意する．負荷後の眼圧測定は，暗室で眼圧測定直前まで閉瞼した状態を維持し，顔を上げて開瞼次第，速やかに眼圧を測定する．

検査時に診療に使用していない空き診察室があれば，その細隙灯顕微鏡の側でうつむきを行うと眼圧測定のための移動の手間が省ける．うつむく部屋が別室となる場合は閉瞼での部屋の移動は難しいため，車椅子等に座った状態でうつむきを行うと移動の負担を軽減することができる．

2）散瞳負荷試験

負荷前の眼圧を通常通り測定した後に散瞳薬を点眼し，30～60分ごとに眼圧を測定する．

散瞳薬として使用される点眼のなかで，副交感

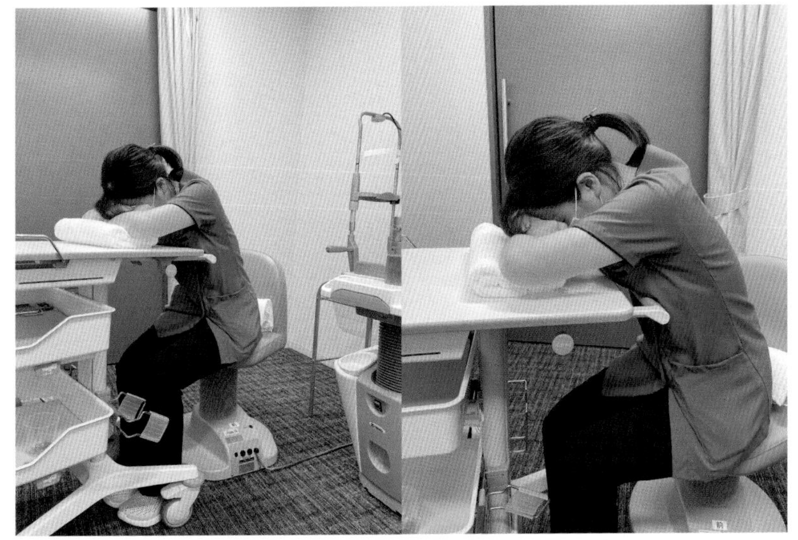

図 2. うつむき時の姿勢
暗室，座位で1時間うつむき姿勢を保持する．
注意点としては上腕で眼球を圧迫しないこと，うつむき中に入眠しないことが挙げられる．
空き診察室の細隙灯顕微鏡の側でうつむきが行えれば眼圧測定のための移動が不要である．

神経遮断薬のトロピカミドは瞳孔括約筋麻痺により散瞳させ，交感神経刺激薬のフェニレフリンは瞳孔散大筋に作用して散瞳させる．そのため眼圧の大幅な上昇があった際に，トロピカミドであれば副交感神経刺激薬のピロカルピンで拮抗させやすい．負荷試験によって大幅な眼圧上昇（＝急性閉塞隅角症）を引き起こしてしまった際に，薬物療法で解除できないリスクを極力少なくするために，負荷試験に用いる点眼薬はフェニレフリン（ネオシネジン等）やトロピカミド・フェニレフリン合剤（ミドリンP等）よりもトロピカミド（ミドリンM等）が推奨される．

また，瞳孔ブロックは中等度散瞳の状態で強くなることが知られているため，散瞳薬の効果が切れ始めて瞳孔径が縮小し始める頃までのおよそ数時間後程度は遅れて眼圧が上昇してこないかどうか，十分に注意する．縮瞳や眼圧上昇のピークアウトを確認できるまで経過観察を行う必要がある．

眼圧誘発（負荷）試験の結果判定

一般に負荷前後での眼圧上昇値が5 mmHg以下を陰性，6，7 mmHgを疑陽性，8 mmHg以上が陽性と判定されている．あくまで判定結果は相対的なものなので，陽性判定のなかでも負荷後の眼圧がより高い場合や，負荷前後での眼圧上昇の程度がより大きい場合のほうが高リスクと考えられる．

眼圧誘発（負荷）試験の注意点

一般に眼圧負荷試験では感度の低さの問題が知られている．そのため本試験が陽性であった場合には機能的隅角閉塞の影響が考えられるものの，陰性であることだけでは，隅角閉塞による眼圧上昇リスクが否定されるものではないことに注意が必要である．

両負荷試験とも稀に著明な眼圧上昇をきたすことがあることが最大の注意点である．そのため，負荷前にすでに眼圧が高値な場合や，視野障害の程度が強い場合等は検査を避けたほうが良い．

暗室うつむき負荷試験では生理的な前眼部構造の変化のみを利用しているので，大幅な眼圧上昇が判明した際に，ただちに明室・仰臥位で経過観察をすると眼圧は速やかに回復する例が大多数である．眼圧下降が限定的であれば縮瞳薬を点眼し，眼圧下降を確認してから帰宅させる．散瞳負荷試験は薬理的な負荷のため散瞳の程度もより大

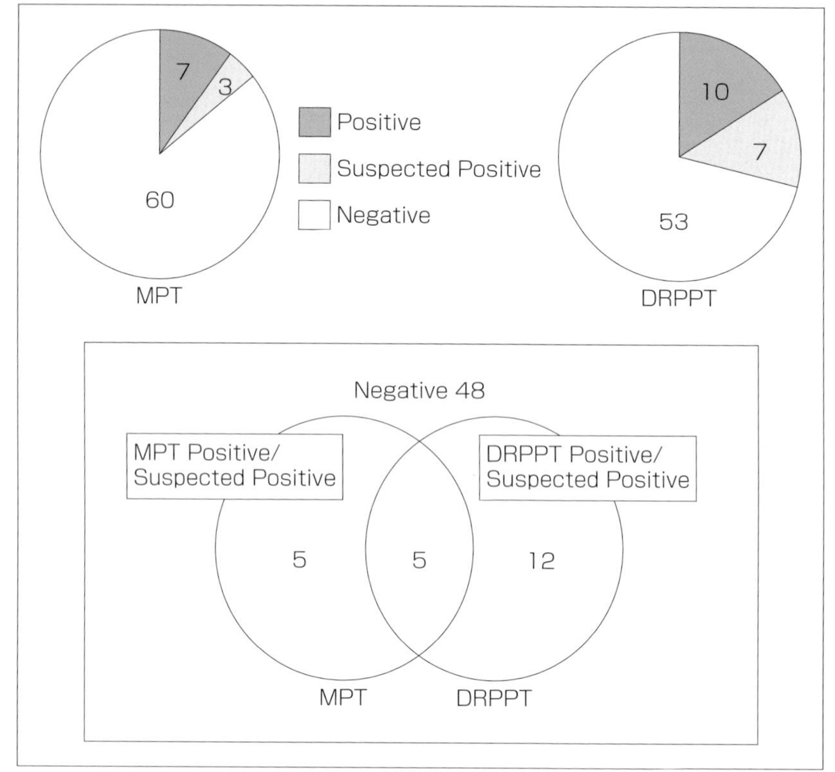

図 3. 暗室うつむき負荷試験・散瞳負荷試験の検出結果
暗室うつむき負荷試験のほうが陽性率は高いものの両者は完全に重複するものではなく，可能であれば両負荷試験を組み合わせることが望ましい．
DRPPT：dark room prone provocative test，暗室うつむき負荷試験
MPT：mydriatic provocative test，散瞳負荷試験

（文献 9 より引用）

きいため，縮瞳薬の点眼による眼圧下降を確実に確認してから帰宅させる．

上記のような，負荷試験による大幅な眼圧上昇のリスクが稀にあることは事前に説明する必要がある．

なお，暗室・うつむきは日常生活でも同様の条件の負荷が起こりうるため，眼圧上昇が検出された患者に対しては，未治療の状態では日常生活でも十分に注意するように説明する．

眼圧誘発(負荷)試験の検査のタイミング・考え方

隅角閉塞の評価の基本は前稿までに詳述されているような，隅角鏡，OCT 等による形態的な評価となる．一方で広範な器質的隅角閉塞(周辺虹彩前癒着)を認める場合以外，つまり少量の周辺虹彩前癒着を認める，あるいは周辺虹彩前癒着を認めない場合では，閉塞した隅角が眼圧上昇へどの程度影響しているか(＝機能的隅角閉塞)の判定が悩ましいこともある．このような際に追加検査として，一見しては目に見えない，機能的な隅角閉塞による眼圧上昇の検出を目的として眼圧誘発(負荷)試験の施行を考慮する．

例えば正常眼圧で緑内障性視野変化を認めるが，併せて隅角も狭い場合に，正常眼圧緑内障と狭隅角であるのか，診察時に高眼圧を認めない閉塞隅角緑内障なのか判断が難しい際等，眼圧誘発(負荷)試験を行って眼圧上昇が検出されれば治療方針決定の一助とすることができる．

また代表的な眼圧誘発(負荷)試験である暗室うつむき負荷試験，散瞳負荷試験の 2 つの適応の考え方としては，散瞳負荷試験は散瞳薬の点眼の他には特別な対応は不要であり，併せて眼底検査も施行することができるが，薬理作用による非生理的・非日常的な散瞳であること，点眼の効果が切

れるまでは眼圧上昇のリスクがあるため検査終了までに時間がかかること，万が一急性閉塞隅角症となった際に，縮瞳薬点眼等の薬物療法で解除しにくい可能性があること等が注意点である．暗室うつむき負荷試験は生理的な散瞳のため日常でも同様の眼圧上昇のリスクがあること，万が一急性閉塞隅角症となった際に明所・仰臥位で経過観察すると比較的眼圧下降が得られやすいことがポイントだが，1時間うつむき姿勢を保持することの体力的な負担が大きい点に注意が必要である．

当院での原発閉塞隅角眼に対する両試験の検討[9]では70眼の原発閉塞隅角眼で暗室うつむき負荷試験陽性・疑陽性17眼，散瞳負荷試験陽性・疑陽性10眼と暗室うつむき負荷試験のほうが陽性率は高かったが，両者の結果は完全に重複するものではなかった(図3)．そのため負荷試験の感度の低さを考えると，可能であれば両試験を共に施行できれば望ましい．

最近の眼圧誘発(負荷)試験についての報告の1つで，原発閉塞隅角緑内障疑い(primary angle closure suspect：PACS)のみを対象としたランダム化比較試験の検討項目として，うつむき時間を15分に短縮した変法の暗室うつむき負荷試験が施行され，隅角閉塞のリスク評価に寄与しなかったと報告[10]されている．対象の病型が限定されていること，うつむきを行った時間が短縮されていること等の影響を考慮せねばならないが，眼圧誘発(負荷)試験の有用性については従来議論の分かれるところではある．

しかしながら実臨床においては，機能的隅角閉塞の評価に悩む場合に判断材料の一助となったり，患者側が治療を受ける決断の後押しになったりする症例も多い．また一過性の霞視や眼痛等の間欠的な眼圧上昇を疑う自覚症状の訴えがある場合に，眼圧誘発(負荷)試験による眼圧上昇検出によって機能的隅角閉塞の関与が確認され，隅角閉塞への治療介入を施行するかの決め手となる症例も存在する．両試験ともに画像検査と異なり，特別な設備を必要とせずに検査を施行できることもメリットの1つである．

これらのことを踏まえて，試験の感度の低さ，検査のリスクについての丁寧な説明の必要性や，散瞳試験の所要時間，うつむき姿勢保持の負担等の課題点もあるものの，画像検査による形態学的な評価に加えて積極的な活用が考慮される検査である．

文　献

1) Higgitt AC：The dark-room test. Br J Ophthalmol, **38**：242-247, 1954.
2) Hyams SW, Friedman Z, Neumann E：Elevated Intraocular Pressure in the Prone Position：A New Provocative Test for Angle-Closure Glaucoma. Am J Ophthalmol, **66**：661-672, 1968.
3) Harris LS, Galin MA：Prone provocative testing for narrow angle glaucoma. Arch Ophthalmol, **87**：493-496, 1972.
4) Hung PT, Chou LH：Provocation and mechanism of angle-closure glaucoma after iridectomy. Arch Ophthalmol, **97**：1862-1864, 1979.
5) Harris LS, Galin MA：Cycloplegic provocative testing. Effect of miotic therapy. Arch Ophthalmol, **81**：544-547, 1969.
6) Mapstone R：Provocative tests in closed-angle glaucoma. Br J Ophthalmol, **60**：115-119, 1976.
7) 日本緑内障学会緑内障診療ガイドライン改訂委員会：緑内障診療ガイドライン(第5版)．日眼会誌，**126**：85-177，2022.
Summary 緑内障診療に関する必要な情報を網羅的に解説しており，一読が望ましい．
8) 佐野令奈，黒川　徹，栗本康夫ほか：うつむき試験陰性狭隅角患者の仰臥位と仰臥位における隅角開度および前房深度の比較．日眼会誌，**105**：388-393，2001.
9) Yamada R, Hirose F, Matsuki T, et al：Comparison of Mydriatic Provocative and Dark Room Prone Provocative Tests for Anterior Chamber Angle Configuration. J Glaucoma, **25**：482-486, 2016.
10) Friedman DS, Chang DS, Jiang Y, et al：Dark-room Prone Provocative Testing in Primary Angle Closure Suspects and Those with Open Angles. Br J Ophthalmol, **103**：1834-1839, 2019.

MB OCULI. No. 129：56－61, 2023

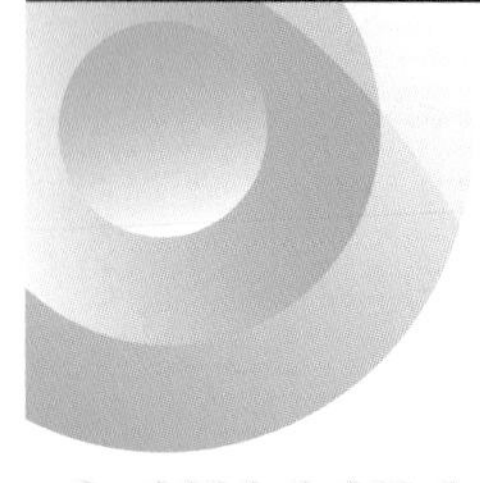

特集／隅角検査道場―基本と実践―

隅角検査比較
―どの隅角検査を選択すべきか―

酒井　寛*

Key Words： 静的隅角鏡検査(static gonioscopy)，動的隅角鏡検査(dynamic gonioscopy)，超音波生体顕微鏡(ultrasound biomicroscopy：UBM)，前眼部 OCT(anterior segment optical coherence tomography：OCT)，ISGEO 分類(ISGEO classification)

Abstract：隅角検査は，隅角閉塞の有無と程度を定性的または定量的に診断または推定することを目的としている．検査対象は，すべての緑内障患者および原発性および続発性の隅角閉塞が疑われる患者である．原発性の隅角閉塞は，primary angle closure disease：PACD として総称される．検査方法は，大きく分けて細隙灯顕微鏡検査，隅角鏡検査および隅角の画像診断である．本稿では，①検査の目的，②検査のタイミング，③検査方法とその利点・欠点，④結果の評価とその後の方針(検査・処置・治療)について解説を行う．検査結果の評価等，明確な基準が定まっていない事項も多く，“個人の見解”と断ったうえで緑内障専門医としての意見も記述する．

現時点の国際的な診断基準においては静的隅角鏡検査が必須であるが，検査の評価は平易とは言い難い．隅角鏡検査は必須の検査であるが，将来的には前眼部画像診断が診断基準，治療方針の決定と効果の判定において必須のものになる．

細隙灯顕微鏡検査

1．van Herick 法(表 1，図 1)

1）検査の目的

周辺前房深度および隅角閉塞の推定を行うこと．

2）検査のタイミング

細隙灯顕微鏡検査を行う診察時に毎回行うことが望ましい．

3）検査方法とその利点・欠点

細隙灯顕微鏡検査でスリット光を耳側から 60°の角度で入射させて，周辺部角膜の厚みと比較して周辺前房深度を推定する．オリジナルの 60° は実際に行うと結構傾けなければならず，少し観測しにくい．厳密なものではないので 45° 程度でも推定は可能である(個人的見解)．必ず両眼に施行し，左右差がないかも確認する．

利　点：特殊な検査機器，器具を用いない．簡便であり，短時間で施行可能である．0 度の場合には，隅角閉塞は確実であると考えうる．

欠　点：主観的な判断であり，Ⅱ度とⅢ度を迷う症例等が存在する．隅角を直接評価しているわけではない．隅角閉塞診断には隅角鏡検査や画像診断を追加しなければならない．

4）結果の評価とその後の方針(検査・処置・治療)

結果は 0～Ⅳ(またはⅠ～Ⅳ)の分類である．

0 度では隅角はすでに閉塞していると考えられる．一般的に耳側隅角は最も狭いため，0 度の場合閉塞の範囲は広い可能性があるので外科的加療の必要性は高いと考える．隅角評価を追加したうえで，レーザー虹彩切開術または水晶体再建術等，隅角閉塞を解除する手術加療の適応になるこ

* Hiroshi SAKAI，〒901-2126　浦添市宮城 6-1-21　浦添さかい眼科，院長

とが多い.

Ⅰ, Ⅱ度では隅角閉塞の可能性がある. 静的隅角鏡検査, 動的隅角鏡検査(圧迫隅角鏡検査を含む), 画像診断による隅角閉塞の質的, 量的診断を行う必要がある. 左右差がある場合には続発性の隅角閉塞の可能性を考える必要がある. 画像診断において毛様小帯の脆弱, 水晶体の亜脱臼, 水晶体の膨化等を考慮する必要がある.

Ⅲ度では, 隅角閉塞の可能性は低いが, 上下方向の隅角に閉塞が生じている可能性は否定できない.

Ⅳ度では, 隅角閉塞の可能性は低い.

隅角鏡検査

1. 静的隅角鏡検査

1) 検査の目的

自然散瞳状態での隅角閉塞の有無を確認する. 暗室で行う.

検査方法:暗室で施行, 隅角鏡はゴールドマン2面鏡(フリンジなし)が推奨される. スリット光を1mmと短くして, 幅も狭く細い光とし, 瞳孔に入射しないように行う.

表 1. van Herick 法①

0度	周辺前房がなく, 周辺角膜内皮が虹彩と接触している
Ⅰ度	周辺前房は周辺角膜厚の1/4未満
Ⅱ度	周辺前房=周辺角膜厚の1/4
Ⅲ度	周辺前房>周辺角膜厚の1/4
Ⅳ度	周辺前房>周辺角膜厚の1/2

2) 検査のタイミング

浅前房, van Herick Ⅱ度以下の患者, 緑内障および疑い患者の全員の初診時に行う必要がある. 定期検査として行う場合の頻度は症例によって異なるが, 特段の変化がない場合においては半年に一度程度の施行を目安としている(個人的見解).

3) 検査方法とその利点・欠点

点眼麻酔下で接触型の隅角鏡(ゴールドマン2面鏡が推奨される)にて行う. 隅角が暗室での自然散瞳下, 第一眼位において確認できない場合, その象限の隅角は閉塞していると推定する. ISGEO(international society geographical and epidemiological ophthalmology)分類における occludable angle(直訳:閉塞可能な隅角)の診断の根拠となる. 3象限以上(2象限以上)の閉塞可能性の場合にPACDと診断される. WGA(world glaucoma association, 旧association of international glaucoma society:AIGS)コンセンサス改訂版では, 虹彩線維柱帯接触(iridotrabecular

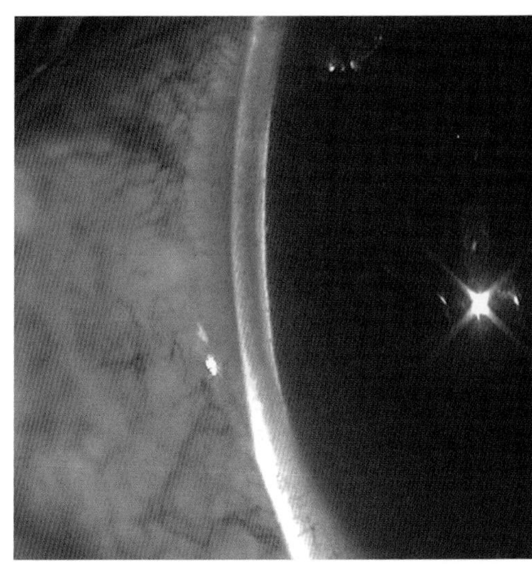
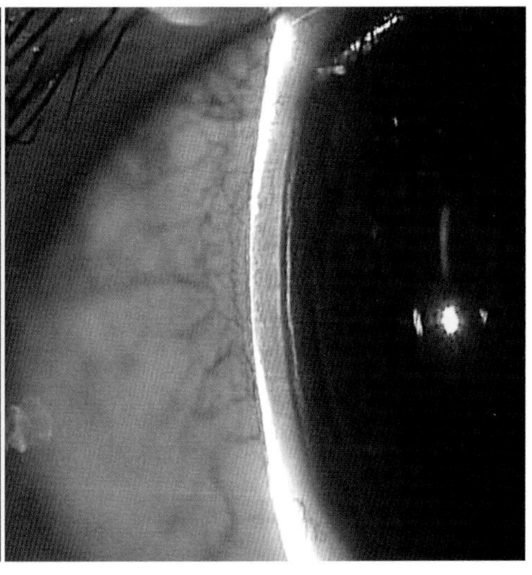

a|b

図 1. van Herick 法②

周辺角膜厚と周辺前房深度を細隙灯顕微鏡のスリット光の長さで判定する.
a:周辺前房は周辺角膜厚の1/4未満であり, ほぼ接触している. グレード0
b:周辺前房は周辺角膜厚の1/4程度であり, グレードⅡ

contact：ITC)として表記される．

利　点：特殊な器具や機器を使用しないで施行できること．PACD 診断には必要な検査である．

欠　点：主観的診断である．検査の施行および評価が平易とは言い難い．暗室での診断が必須だが，完全に消灯して診察することにも困難が生じる．隅角閉塞の診断は，画像診断とは一致しない．

4）結果の評価とその後の方針(検査・処置・治療)

ITC が 3 象限以上(または 2 象限以上)で少なくとも原発閉塞隅角症疑い(primary angle closure suspect：PACS)以上の PACD と診断される．追加検査として，動的隅角鏡検査で周辺虹彩前癒着(peripheral anterior synechiae：PAS)の有無を判定する必要がある．眼圧上昇の有無，緑内障性視神経症(glaucomatous optic neuropathy：GON)の有無を確認するため眼圧測定，眼底検査，眼底写真，網膜の光干渉断層計(optical coherence tomography：OCT)検査，必要に応じて視野検査を追加する必要がある．PACS に対する予防的な介入は，中国，シンガポールでそれぞれ行われたランダム化比較試験(randomized controlled trial：RCT)の結果からは，すべての PACS に対して画一的にレーザー虹彩切開術(laser peripheral iridotomy：LPI または laser iridotomy：LI)を行うことは勧められていない．

個人的な見解ではあるが，将来的には前眼部 OCT 等で隅角閉塞の程度を診断して 4 象限の閉塞が生じた場合，または生じる危険性が高い場合に手術加療(LPI または水晶体再建術)の適応とすることが望ましいのではないかと考えている．実際に，最近発表された ZAP トライアルのフォローアップスタディにおいて，水平断での隅角面積が小さいこと(つまり隅角がより閉塞していること)が PACS から原発閉塞隅角症(primary angle closure：PAC)/原発閉塞隅角緑内障(primary angle closure glaucoma：PACG)進行へのリスクであることが示されているが，通常隅角は上下方向に閉塞が強いので，水平断面での隅角閉塞がある眼というのは，全体の隅角閉塞が強い眼と考えることが可能である．画像診断による隅角閉塞の程度で治療適応を決定するというアイディアに対する医学的，社会的なコンセンサスの形成は未だなされていない．今後の検討課題である．また，PACS に対する手術術式についても LPI が今後も第一選択であるのか，画像診断を基に水晶体再建術を含めた選択とすべきかについても，研究がほとんどなく，コンセンサスの形成はなされていない．

2．動的隅角鏡検査(圧迫隅角鏡検査を含む)

1）検査の目的

対光反応による縮瞳条件下で，隅角の閉塞(ITC)が PAS による器質的隅角閉塞か，それとも非器質的隅角閉塞(appositional angle closure)であるかを診断する．線維柱帯の色素沈着やその他の緑内障病型でみられる隅角結節，新生血管，Sampaolesi 線の有無等についても観察，診断する．PAS が診断された場合にはその範囲も同定する．

2）検査のタイミング

静的隅角鏡検査で隅角閉塞が診断された場合，静的隅角鏡検査に引き続き行う．また，静的隅角鏡検査と同様にすべての緑内障症例および閉塞隅角が疑われる症例の全例に行う必要がある．

3）検査方法とその利点・欠点

静的隅角鏡検査で長さ 1 mm にしていたスリット光を長くして，光が瞳孔内に入射する条件で行う．縮瞳して虹彩が非薄化して隅角がより開大した状態で観察することが目的である．眼位も静的隅角鏡検査での第一眼位だけでなく，被検者に眼球を上下左右に動かしてもらうか，隅角鏡を傾けて，またはその両方を同時に行う隅角鏡が眼軸から傾いた状態でより広く隅角を観察する方法である．隅角底を覗き込むイメージである．必要に応じて，角膜との接触面積の小さい圧迫隅角鏡を用いた圧迫隅角鏡検査を追加する．

利　点：隅角鏡は安価であり普及していることが挙げられる．また，利点というより現在の

ISGEO 分類を用いる際には必須の検査である．

欠　点：接触検査のため不快感を伴う検査であり，施行が難しい症例がある．また，検査時間を要し，施行には一定の技術を要する．評価が主観的である．検査を施行しない眼科医も多く，特に圧迫隅角鏡検査は普及していない．

4）結果の評価とその後の方針（検査・処置・治療）

隅角閉塞が診断された場合，閉塞の範囲が3象限を超える場合，つまりPACDであれば手術を検討する．実際には，眼圧，PASの有無，画像診断，患者背景を総合的に評価して手術の要否，術式を決定する．特にPACG，急性発作または発症が強く疑われる症例では薬物療法のみで長期間治療を行ってはならない．薬物治療はその機序を考えて短期的に施行し，最終的には手術を行うことが原則である．

隅角画像検査

1．隅角鏡写真（NIDEK ゴニオスコープ GS-1 を含む）

1）検査の目的

隅角閉塞による PAS の有無を隅角鏡を用いて撮影，記録する．

2）検査のタイミング

隅角鏡検査で，異常所見があった場合．

3）検査方法とその利点・欠点

細隙灯顕微鏡検査と同時に写真撮影を行うか，GS-1 のような専用の撮影機器を用いる．

利　点：隅角の所見を記録することができる．経時的変化を知ることも可能である．GS-1 は医師以外が撮影することができるので診察時間の短縮につながる．

欠　点：写真撮影には光が必要なので，基本的には静的隅角鏡検査はできない．GS-1 は圧迫もできないので動的隅角鏡検査もできない．GS-1 では基本的に PACD 診断はできない．

4）結果の評価とその後の方針（検査・処置・治療）

PAS を含む閉塞隅角所見が疑われる場合で，隅角鏡検査を行っていない場合，隅角鏡検査を行う．

2．光学的前眼部撮影装置（シャインプルーフカメラ Pentacam 等）

1）検査の目的

前房深度，前房容積，隅角角度等の測定．

2）検査のタイミング

スクリーニングとして，また経時的変化を観察するために随時．

3）検査方法とその利点・欠点

アライメントに合わせて自動で撮影可能である．

利　点：非接触，短時間，定量的であり医師が行わなくても良い．

欠　点：隅角自体は撮影できない．普及していない．

4）結果の評価とその後の方針（検査・処置・治療）

前房深度が浅い場合，前房深度に左右差がある場合，隅角の閉塞が疑われる狭隅角がある場合，隅角鏡検査および隅角撮影ができるその他の画像診断を行う．

3．超音波生体顕微鏡（ultrasound biomicroscopy：UBM）

1）検査の目的

高周波超音波を用いた前眼部の精密な断層像により前房隅角の定性的，定量的評価，診断を行う．隅角鏡検査，光学的前眼部画像撮影装置では描出できない隅角の断面を診断する．隅角閉塞のメカニズムを診断可能であり，続発閉塞隅角緑内障と PACD の鑑別にも用いる．

2）検査のタイミング

PACD が疑われるすべての症例に対して，確定診断の補助として行う．経時的変化，手術前後の変化等の観察にも用いる．PACD および続発閉塞隅角緑内障の手術適応，および手術術式の決定において非常に有用であり，後述する前眼部 OCT とともに将来的には PACD 診療の診断，治療決定，評価のあらゆるタイミングでの使用が望まれる．

3）検査方法とその利点・欠点

検査は暗室，仰臥位で点灯，消灯により照明条件を変えて行う．点眼麻酔下に通常，アイカップを用いて撮像する．

利　点：隅角断面画像により隅角閉塞の有無と程度が定性的，定量的に診断可能．虹彩断面，毛様体，毛様小帯の描出が可能であり，瞳孔ブロック，プラトー虹彩，厚い虹彩，毛様小帯の脆弱，水晶体の膨化，水晶体の亜脱臼，毛様体脈絡膜剝離等，原発性および続発性の隅角閉塞の鑑別が行える．前房深度 anterior chamber depth（ACD），隅角閉塞の有無＝虹彩線維柱帯接触 iridotrabecular contact（ITC），水晶体厚，隅角開大度 angle opening distance（AOD），隅角面積として angle recess area（ARA）および trabecular iris space area（TISA），隅角角度 trabecular iris angle（TIA），虹彩厚等，定量的な評価が可能．

欠　点：接触検査であり検査時間もやや長い．検査に一定の技術を要する．機器が普及していない．隅角閉塞機序の診断は主観的である．

4）結果の評価とその後の方針（検査・処置・治療）

暗室で全象限の隅角が閉塞している場合，または 3 象限の隅角が閉塞しており開放している隅角が狭い場合には，眼圧や緑内障性視神経症の有無にかかわらず，ある程度の緊急性があると考え手術を検討する．隅角閉塞が 2 象限以下の場合，または 3 象限で開放している隅角が広い場合には，眼圧や緑内障性視神経症の有無により手術の適応を検討する．いずれの場合でも，画像診断による手術適応の決定はコンセンサスが得られていない．個人の見解である．

隅角閉塞機序により術式の選択にも参考になる．瞳孔ブロックが優位であればレーザー虹彩切開術や水晶体再建術の適応を検討する．プラトー虹彩や厚い虹彩等，瞳孔ブロックの関与が少ない場合には水晶体再建術を検討する．

4．前眼部光干渉断層計（前眼部 OCT）

1）検査の目的

光干渉断層の原理により前眼部の断層画像，およびそれから合成される立体画像により，前房隅角の定量，隅角閉塞の有無，水晶体の形状，位置等を診断する．

2）検査のタイミング

UBM と同様に，PACD が疑われるすべての症例に対して確定診断の補助として行う．経時的変化，手術前後の変化等の観察にも用いる．中心または周辺の浅前房があり，急性緑内障発作（急性 PAC）が疑われる場合に施行する場合，保険請求の適応となる．PACD および続発閉塞隅角緑内障の手術適応，および手術術式の決定，手術効果の判定において非常に有用であり PACD 診断，治療決定，評価のあらゆるタイミングでの使用が望まれる．また，非接触，短時間であることから PACD のスクリーニングにも適している．

3）検査方法とその利点・欠点

検査は座位で行い，暗室でも撮影可能であるが，モニター，固視灯等の照明による軽度の縮瞳が起こる．

利　点：非接触，短時間に立体画像を高精細に描出可能である．ACD，ITC，水晶体厚，AOD，ARA，TISA，TIA，虹彩厚等，UBM でも測定可能な項目に加えて，前房幅 anterior chamber width（ACW），前房容積 anterior chamber volume（ACV），虹彩曲率 iris curvature（ICURVE），水晶体膨隆度 lens vault（LV）等の定量的な評価が可能．特に LV は隅角閉塞のメカニズムとしての水晶体因子の程度，急性発作発症の可能性の推定において有用とされる．

欠　点：機器が高額であり普及していない．虹彩の後方は描出されないので UBM のような毛様体突起や毛様小帯の観察はできない．

4）結果の評価とその後の方針（検査・処置・治療）

UBM と同様に 4 象限または全周の隅角の閉塞は手術加療適応の決定の補助として有用である．

表 2. 隅角鏡検査の種類，方法と目的

種類		照明条件	スリット光	眼位	目的
静的隅角鏡検査		暗室	長さ 1 mm 幅狭く	第一眼位(正面位)	ITC の診断
動的隅角鏡検査	非圧迫	暗室または明室	制限なし	必要に応じて傾ける	PAS の診断
	圧迫隅角鏡検査	暗室または明室	制限なし	必要に応じて傾ける	非圧迫で診断困難な隅角の PAS の診断

表 3. ISGEO 分類(2002 年)と WGA コンセンサス会議改訂版(2006 年)

	ISGEO 分類(Foster PJ, et al：BJO, 2002)	WGA コンセンサス改訂 2006
Primary angle closure suspect：PACS 原発閉塞隅角症疑い	Occludable angle(隅角鏡の第一眼位にて 270° 以上線維柱帯色素帯後方がみえない) IOP 正常　PAS(−)　GON(−)	隅角鏡にて 270° 以上の虹彩線維柱帯接触(iridotrabecular contact：ITC) IOP 正常　PAS(−)　GON(−)
Primary angle closure：PAC 原発閉塞隅角症	Occludable angle，かつ IOP＞22 mmHg，または PAS(＋)　GON(−)	270° 以上の ITC，かつ IOP＞22 mmHg，または PAS(＋)　GON(−)
Primary angle closure glaucoma：PACG 原発閉塞隅角緑内障	PAC かつ GON(＋)	270° 以上の ITC，かつ GON(＋)

PAS：peripheral anterior synechiae(周辺虹彩前癒着)
GON：glaucomatous optic neuropathy(緑内障性視神経症)

ICURVE が小さい場合には瞳孔ブロック優位であり，レーザー虹彩切開術の適応も検討する．

ISGEO 分類

2006 年の WGA(world glaucoma association, 旧association of international glaucoma society：AIGS)コンセンサス会議において改訂が行われた[1]ので AIGS 分類または WGA 分類とも呼ばれる．疫学的な記述の統一性を確保することを主な目的として，PACG を GON の有無によって厳密に定義し，その前駆病変として PAC および PACS を提唱した．

ISGEO 分類において，隅角閉塞は暗室で静的隅角鏡検査(static gonioscopy)による occludable angle(直訳すると閉塞可能な隅角)として定義される．これは，通常 3 象限において線維柱帯色素帯が隅角鏡(ゴールドマン 2 面鏡が推奨される)において観察されない(Scheie 分類Ⅲ度に相当する)ことを定義としていた．WGA 改訂において，occludable angle という曖昧な表現は ITC に変更された．静的隅角鏡検査(static gonioscopy)の主目的は ITC を診断することであり，ITC が診断された場合，さらに PAS なのか appositional angle closure(非器質的隅角閉塞)であるのかは，動的隅角鏡検査(dynamic gonioscopy)によって診断される(表 2)．ITC があるが，PAS も眼圧上昇も GON もない眼は PACS，ITC があって PAS または眼圧上昇のいずれかがあり，GON がない眼は PAC，ITC があって GON がある場合，PAS の有無，眼圧上昇の有無にかかわらず PACG と診断される[1](表 3)．

文　献

1) Foster P, He M, Liebmann J：Epidemiology, Classification and Mechanism. Reports and Consensus Statements of the 3rd Global AIGS Consensus Meeting on Angle Closure Galucoma (Weinreb RN, Friedman DS, eds). Kugler Publication, Netherland, pp.1-20, 2006.
Summary　疫学的見地による PACD の分類を提唱した文献．

MB OCULI. No. 129：63－68, 2023

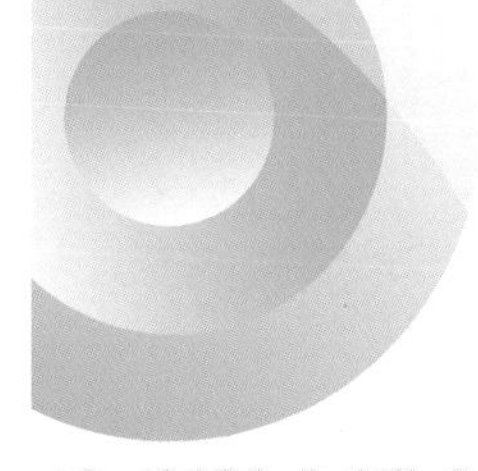

特集／隅角検査道場―基本と実践―

治療編①
―隅角レーザー治療―

馬嶋一如[*1]　三木篤也[*2]

Key Words： アルゴンレーザー線維柱帯形成術(argon laser trabeculoplasty：ALT)，選択的レーザー線維柱帯形成術(selective laser trabeculoplasty：SLT)，開放隅角緑内障(open angle glaucoma)，ステロイド緑内障(steroid glaucoma)，続発緑内障(secondary glaucoma)

Abstract：レーザー線維柱帯形成術にはALTとSLTがある．ALTは房水流出路に不可逆的な器質変化をもたらすが，SLTは線維柱帯の色素細胞のみを選択的に障害し線維柱帯の房水流出抵抗を減少させ，熱変性を生じにくいのでSLTが主流になりつつある．SLTの適応は主に原発開放隅角緑内障(POAG)，落屑緑内障，ステロイド緑内障であり閉塞隅角緑内障や虹彩前癒着を伴う続発緑内障，新生血管緑内障は不適応である．SLTは網膜光凝固と違い凝固斑は出ないので，照射部位を把握しながら照射スポットが重ならないように線維柱帯に照射する．SLT施行後の一過性の眼圧上昇を避ける目的で施行前後にアプラクロニジン点眼を行う．施行直後に前房炎症を認めるが，ステロイド点眼やNSAIDs点眼を使用すべきかどうかについてはコンセンサスが得られていない．SLTはPOAGやステロイド緑内障には有効と既報で報告があるが，続発緑内障では眼圧下降効果が低いと報告がある．

はじめに

2019年に高眼圧症やPOAGに対する選択的レーザー線維柱帯形成術のfirst-line治療としての有用性を示す大規模スタディLaser in Glaucoma and Ocular Hypertension(LiGHT) Trialの結果が発表され[1]，最近，日本でも選択的レーザー線維柱帯形成術が注目されるようになってきた．今回はレーザー線維柱帯形成術の種類や作用機序，普及してきている選択的レーザー線維柱帯形成術の適応や方法，注意点，成績について述べていく．

[*1] Kazuyuki MAJIMA，〒480-1195　長久手市岩作雁又1-1　愛知医科大学眼科学講座，医員助教
[*2] Atsuya MIKI，同大学近視進行抑制寄附講座，特任教授

レーザー線維柱帯形成術とは

レーザー線維柱帯形成術にはアルゴンレーザー線維柱帯形成術(argon laser trabeculoplasty：ALT)と選択的レーザー線維柱帯形成術(selective laser trabeculoplasty：SLT)がある．

ALTはWiseらが1979年にPOAGに対し，アルゴンレーザーによる線維柱帯形成術を報告し確立した治療法として定着した[2]．しかしALTは効果が減弱した際，再照射を行っても効果が低く，房水流出路に不可逆的な器質変化をもたらすため広く普及しなかった．

SLTはAndersonとParrishが短時間の光照射により色素を含んだ細胞を選択的に障害し，照射部周囲の組織を温存できるselective photothermolysis(選択的光熱分解)を提唱した[3]．この理論をもとにLatinaとParkが基礎実験で線維柱帯の色素細胞のみを選択的に凝固し，色素のない細胞

を障害しない線維柱帯のレーザー治療の可能性を報告した[4]．その後，波長532 nmQ-swiched Nd：YAGレーザー，3ナノ秒，400 μmのSLT機器が1995年に登場し導入され，1998年には線維柱帯の房水流出抵抗を減少させ眼圧下降が得られることが発表され普及した．

照射エネルギーについてSLTは0.8 mJ前後に対してALTは400〜800 mWとSLTのほうが格段に少なく，線維柱帯の熱変性を生じにくいので，近年ALTよりもSLTが主流になりつつある．そのため，以下の項目からはSLTについて述べる．

SLTの作用機序

SLTの作用機序は解明されていない．Alvaradoらは照射したレーザーにより放出されたサイトカインがシュレム管内皮細胞の房水透過性を向上させる仮説を提唱[5]し，Chenらは照射したことで活性化されたフリーラジカルがマクロファージの貪食能を高める仮説を提唱している[6]．

SLTの適応

SLTでは隅角を観察できる必要があるので，主に適応となる病型はPOAG(正常眼圧緑内障を含む)，落屑緑内障，ステロイド緑内障である．隅角が観察できない閉塞隅角緑内障や炎症により虹彩前癒着を生じている続発緑内障，新生血管緑内障は不適応である[7]．

SLTを施行するタイミングについては，一般的には点眼が2剤もしくは3剤で眼圧下降が不十分であった場合に施行されることが多い．副作用やアドヒアランス不良のために薬物治療が困難な症例も良い適応である．最近では，薬物に代わる第一選択としてのSLTが注目されているが，まだ一般的に確立されるまでには至っていない．SLTでの眼圧下降効果は点眼1剤程度のため，眼圧が正常上限よりも大幅に逸脱している場合は観血的手術や毛様体光凝固術の選択が望ましい．ただし，患者背景や病型によっては観血的手術や毛様体光凝固術の前にSLTをトライしてみる症例も筆者はあると考える．ステロイド緑内障に対してはSLTが非常に有効であるとの報告が多い．このため，小児等，観血的手術のリスクが高い症例においては少し高めの眼圧であっても，まずSLTを選択する意義があると考えられる．また抗凝固薬を内服している患者においては，流出路再建術施行時には出血が通常よりも多く，術後眼圧高値を認める場合がある．SLTは流出路再建術よりも患者侵襲は低いので，抗凝固薬内服症例においては，流出路再建術施行前に一度，SLTをトライする場合がある．

SLTの方法

SLTの機器はさまざまな会社から発売されているが，大きな差はない．当院ではellex社のTangoを導入し使用している(図1)．隅角鏡を角膜に接触させ治療を行うので点眼麻酔を用いる．SLTによるレーザー自体での痛みはない．

SLTではSLT用のゴニオレンズを用いる．後述するが，スポットサイズと照射時間は固定されており，パワーのみ変更可能である．診断用の隅角鏡では拡大率がSLT用のゴニオレンズと異なるためSLT専用のレンズを使用するほうが良い．当院ではOcular社のHwang-Latina 5.0 Bar Indexing SLT Laser Lensを使用している(図2)．このレンズは8か所のフランジがついており，1か所で観察できる範囲は45°である．フランジが付いていないレンズの場合，自分でレンズを回しながらSLTを施行しなければならない．SLT施行時，照射スポットが重ならないようにスポットとスポットを詰めて照射する(図3)．SLTは網膜光凝固とは原理が異なるため凝固斑は出ないので照射した場所を自分で把握して施行しないといけない．照射部位を把握していないと，同じ部位に複数回照射することになるので注意が必要である．そのため，フランジが付いているレンズのほうが照射範囲のズレが少なく，オリエンテーションを理解しやすいため，このレンズを使用している．

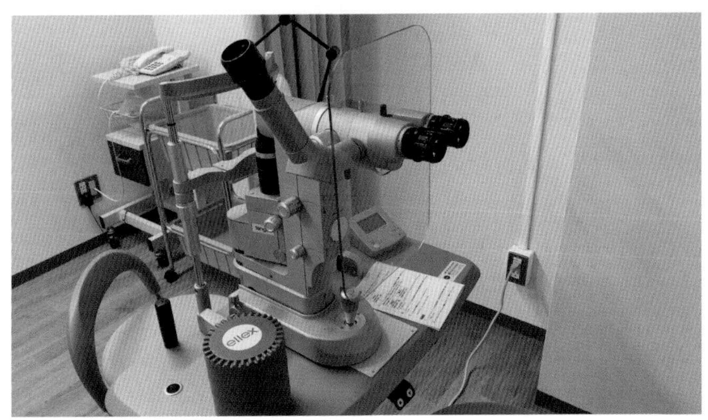

図 1. 当院で使用しているSLT機器

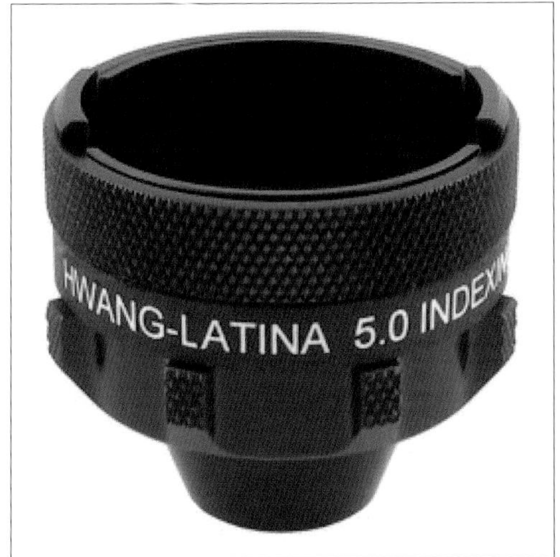

図 2. SLT施行時に使用する隅角鏡
(Ocular Hwang-Latina 5.0 Bar Indexing SLT Laser Lens-Gonio Lenses-All Products-Ocular Instruments(ocularinc.com)より)

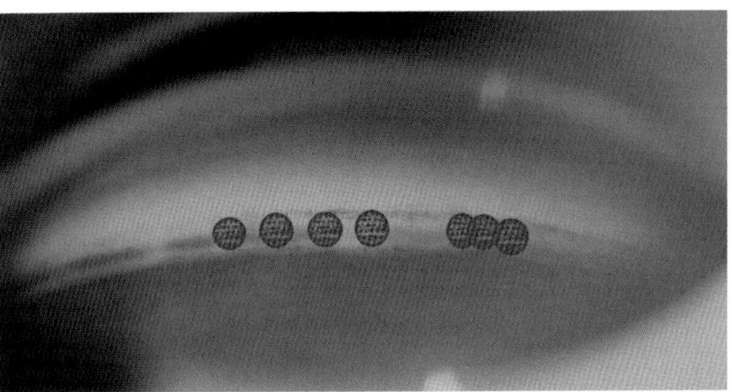

図 3. SLTの照射
赤のマークはイメージ図．重ならないように照射する．
右側の照射イメージは不適切例

SLTの設定は532 nmのQスイッチ半波長YAGレーザーでスポットサイズが400 μm，時間は3ナノ秒と固定されており，パワーは0.4～1.2 mJと変更可能である．パワーは照射後に照射部位から小気泡が出現する程度が目安である．筆者はパワー0.7 mJで開始し気泡が出現しなければパワーを上げ，大きな気泡が出現する場合はパワーを下げて行う．

SLTの照射範囲については90°，180°，360°と照射範囲が広くなればなるほど眼圧下降効果は大きくなる傾向にある[6)8)]．しかし，国内外の既報では照射範囲での統計学的有意差は見解が一致していない．筆者は基本的に360°照射を行っている．

レーザー線維柱帯形成術の注意点

SLT施行後の一過性の眼圧上昇を予防するため，施行前と施行後にアプラクロニジン塩酸塩(アイオピジン)点眼を行う．アプラクロニジン点眼を使用しても眼圧上昇を認める症例があるので，SLT施行前と施行後には眼圧測定を行い，眼圧上昇がないかを確認する必要がある．眼圧上昇を認めれば，一時的に緑内障点眼の追加もしくは内服を処方する．通常このような眼圧上昇は一過性である．

SLTでスポットサイズは決まっている．症例によってはレーザー照射範囲内に毛様体帯がかかる場合がある．毛様体帯にレーザーを照射した場合，強い炎症の惹起や前房出血をきたす場合がある．そのため，スポット範囲内に毛様体帯がかかる場合はゴニオレンズや患者の固視の位置を変えてもらい，観察できる隅角範囲を広くし施行することが重要である．施行直後に前房内炎症を認めることがあるが，通常一過性であり抗炎症点眼を使用せずとも自然消退する．

緑内障点眼については，薬物治療に追加してさらなる眼圧下降を目指す場合はSLT後も継続し，眼圧が良好ならば減量したほうが良い．一方，薬物治療の副作用が原因でSLTを施行する場合は，SLT後に薬物を中止または減量することが多い．また，前述したようにSLT後に眼圧が上昇する場合がある．症例によってはSLT後に著明な眼圧上昇をきたし観血的手術が必要となる症例が報告されている[9]．したがって，すでに視野障害が高度の場合や緑内障点眼の種類が多い症例ではSLT後に眼圧上昇を認めた場合，速やかに観血的手術を計画する必要があるので，患者に眼圧上昇のリスクを説明したうえで施行することが望ましい．

SLT施行後の再診指示については眼圧上昇の可能性やSLT後の炎症評価を考慮し，1週間後を指示している．

SLTは設備さえあれば施行しやすい治療ではあるが，施行後，観血的手術に移行する可能性を考慮し観血的手術について患者に十分説明し施行する必要があると考える．また，前項で述べた適応の病型を判断せず，眼圧が高いからといって安易にSLTを施行せず，適応や施行後の経過の予測を立ててSLTを行うべきと筆者は考える．

SLTの成績

SLTは理論上，線維柱帯の構造に影響を与えないとされ，反復照射が可能とされている[10]．しかし，SLTの再照射の有効性については未だ報告が少なく，SLT照射で線維柱帯の一部に破壊や軽度の断片化を生じると報告がある[11]．そのため，効果や安全性については患者に十分に説明しておく必要がある．だからといって，患者から同意を得られても効果の少ない症例に安易にSLTを繰り返すべきではなく，薬物治療の強化や他のレーザー治療への変更，観血的治療に移行すべきである．

POAGと高眼圧に対して，第一選択としてSLTを行った場合と標準的点眼治療を行った比較を多施設で前向きに検討したLiGHT Trialの3年結果[1]と6年結果[12]の報告がある．6年の結果は3年間のLiGHT Trialを完了した患者のうち延長試験に参加した患者が対象となった．眼圧の目標達成率はSLT群では69.8%達成することができ，薬物治療や外科治療は不要であった．緑内障進行がみられた眼は点眼群のほうが多く線維柱帯切除術が必要となったのはSLT群では13眼であったが，点眼群では32眼だった($p<0.001$)．また白内障手術が必要となったものは点眼群のほうが多かったと報告されている．このような結果から，緑内障の初期治療としてSLTは有用であり安全であると結論されている[12]．また，徳田らはSLT施行後に12か月以上観察できた46眼(POAG 16眼，ステロイド緑内障10眼，落屑緑内障10眼，混合緑内障10眼)の治療成績を検討した結果，眼圧下降率はステロイド緑内障群が35.9%，POAG群13.2%，落屑緑内障群10.7%，混合緑内障群6.9%とステロイド緑内障群は他の病型と比べ眼圧下降率が高く，累積生存率に関してもステロイド緑内障群は80%，POAG群56.3%，落屑緑内障群50%，混合緑内障群40%とステロイド緑内障では累積生存率も高かった[13]．

一方でSLTを施行しても眼圧下降効果が低い病型も報告されている．三木らは最大耐用薬剤使用中(平均3.4剤)の緑内障患者(POAG 39眼，落屑緑内障23眼，続発緑内障13眼)にSLTを施行し1年以上経過観察，眼圧がSLT施行前と同等かそれ以上上昇した場合を脱落基準1，SLT施行前より眼圧下降率が20%未満になった場合を脱落基準2としたところ，基準1での成功率が45.3%，基準2での成功率が14.2%であった．多変量解析法の結果ではSLT施行前に眼圧が高い続発緑内障ほどSLT施行後の眼圧下降効果が悪かったと報告している[14]．一般的に術前薬物治療が少ないほうがSLTの効果は大きいが，病型によっては最大薬物治療下でも効果が得られることはある．

しかし，SLTを行っても眼圧下降がほとんど得られないnon-responderが3割程度存在することが報告されている[15]．既報ではSLTの治療効果と緑内障点眼治療状況や糖尿病の有無は眼圧下降効果と無関係であり，また年齢や性別，内眼手術歴の既往，水晶体の有無に関連性はないと報告されている[16][17]．したがって，SLT施行前にどのような症例がnon-responderなのか判断することは困難である．そのため，治療成績の良い病型でも眼圧下降効果が得られない可能性が3割程度あることを念頭に置きつつ，患者にもSLT施行前に説明しておく必要がある．

おわりに

緑内障は主に薬物治療による眼圧下降を行っているが，薬物治療は継続的な治療が必要であるため，アドヒアランス不良や薬物治療の副作用がある症例では，眼圧コントロールが上手くいかないときがある．こういった際，SLTは観血的治療よりも治療侵襲が低く，non-responderでなければ数年間の眼圧下降効果を期待できる．また，第一選択としてのSLTは点眼治療よりも有用と海外では報告されているので，今後，薬物治療と同じように第一選択となる可能性は考えられる．SLTの適応や特徴を理解し使い方を知っておくことが，緑内障治療の最適化に重要と思われる．

文　献

1）Gazzard G, Konstantakopoulou E, Garway-Heath D, et al：Sclective laser trabeculoplasty verstls eye drops for first-line treatment of ocular hypertension and glaucoma（LiGHT）：amulticentre randomized controlled trial. Lancet, **393**：1505-1516, 2019.

Summary　高眼圧症やPOAGでSLTがfirst-lineとして有用と発表された論文．

2）Wise JB, Witter SL：Argon laser therapy for open-angle glaucoma. A pilot study. Arch Ophthalmol, **120**（6）：319-322, 1979.

3）Anderson RR, Parrish JA：Selective photothermolysis：precise microsurgery by selective absorption of pulsed radiation. Science, **220**（4596）：524-527, 1983.

4）Latina MA, Park C：Selective targeting of trabecular meshwork cells：in vitro studies of pulsed and CW laser interactions. Exp Eye Res, **60**：359-371, 1995.

5）Alvarado JA, Alvarado RG, Yeh RF, et al：A new insight into the cellular regulation of aqueous outflow：how trabecular meshwork endothelial cells drive a mechanism that regulates the permeability of Schlemm's canal endothelial cells. Br J Ophthalmol, **89**：1500-1505, 2005.

6）Chen C, Golchin S, Blomdahl S：A comparison between 90 degrees and 180 degrees selective laser trabeculoplasty. J Glaucoma, **13**：62-65, 2004.

7）内藤知子：選択的レーザー線維柱帯形成術．あたらしい眼科，**37**（2）：137-141，2020.

8）Nagar M, Ogunyomade A, O'Bart DP, et al：A randomized prospective study comparing selective laser trabeculoplasty with latanoprost for the control of intraocular pressure in ocular hypertention and open angle glaucoma. Br J Ophlhalmol, **89**：1413-1437, 2005.

9）Paul JH, Demosthenes GP, Mark L, et al：Selective laser trabeculoplasty（SLT）complicated by intraocular pressure elevation in eyes with heavily pigmented trabecular meshworks. Am J Ophthalmol, **139**（6）：1110-1113, 2005.

10）Kramer TR, Noecker RJ：Comparison of the morphologic changes after selective laser trabeculoplasty and argon laser trabeculoplasty in human eye bank eyes. Ophthalmology, **108**（4）：773-779, 2001.

11）Cvenkel B, Hvala A, Drnovsek-Olup B, et al：Acute ultrastructural changes of the trabecular meshwork after selective laser trabeculoplasty and low power argon laser trabeculoplasty. Lasers Surg Med, **33**（3）：204-208, 2003.

12）Gazzard G, Konstantakopoulou E, Garway-Heath D, et al：Laser in Glaucoma and Ocular Hypertension Trial：Six-year results of primary selective laser trabeculoplasty versus eye drops for the treatment of glaucoma and ocular hypertension. UK Ophthalmology, **130**（2）：139-151, 2023.

13）徳田直人，井上　順，山崎　泉ほか：ステロイド緑内障に対するselective laser trabeculoplastyの

有用性．日眼会誌，**116**(8)：751-757，2012.

14）Miki A, Kawashima R, Usui S, et al：Treatment Outcomes and Prognostic Factors of Selective Laser Trabeculoplasty for Open-angle Glaucoma Receiving Maximal-tolerable Medical Therapy. J Glaucoma, **25**(10)：785-789, 2016.

15）Latina MA, Sibayan SA, Shin DH, et al：Q-switched 532 nm Nd：YAG laser trabeculoplasty(selective laser trabeculoplasty)：a multicenter. Pilot. Clinical study. Ophthalmology, **105**(11)：2082-2088, 1998.

Summary YAG レーザーを用いた SLT で眼圧下降効果を発表した最初の論文．

16）Martow E, Hutnil CM, Mao A：SLT and adjunctive medical therapy：a prediction rule analysis. J Glaucoma, **20**(4)：266-270, 2011.

17）Mao AJ, Pan XJ, McIlraith I, et al：Development of a Prediction Rule to Estimate the Probability of Acceptable Intraocular Pressure Reduction After Selective Laser Trabeculoplasty in Open-angle Glaucoma and Ocular Hypertension. J Glaucoma, **17**(6)：449-454, 2008.

MB OCULI. No. 129：69－81, 2023

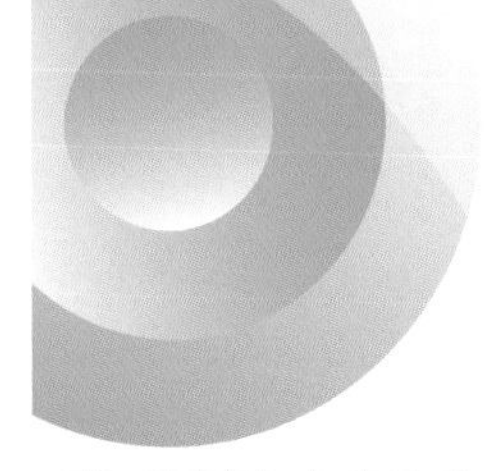

特集／隅角検査道場―基本と実践―

治療編②
―隅角外科的治療―

石田恭子*

Key Words： 線維柱帯(trabecular meshwork)，低侵襲緑内障手術(micro-, minimally invasive glaucoma surgery)，線維柱帯切開術眼内法(trabeculotomy ab interno)，アイステント，アイステントインジェクト(iStent®, iStent inject® W)，マイクロフックトラベクロトミー(microhook trabeculotomy)

Abstract：本邦の観血的手術の主たるものは，長らく，濾過手術である線維柱帯切除術(TLE)であった．TLE は眼圧下降効果に優れるものの，視力低下につながる合併症の発生，濾過胞形成に伴う長期的な感染リスクの上昇等，いわゆるハイリスクハイリターンの治療法である．これに対して，近年登場した隅角外科治療である流出路再建術(眼内法)は，中等度の眼圧下降が得られる小切開で行う低侵襲手術で，薬物およびレーザー治療と TLE の間を埋める治療法といえる．ステントは水晶体再建術と併用する必要があるが，線維柱帯切開は，単独手術が可能で，ステントよりもやや眼圧下降に優れる．初期の薬物およびレーザー治療で十分な眼圧下降が得られず，進行する症例に対しては，気がついたら末期とならないように，治療の選択肢として流出路再建術(眼内法)を考慮する．

観血的手術の代表的な術式

本邦で施行される観血的手術の代表的な術式は，濾過手術，流出路再建術であり，濾過手術には，3 種の代表術式，①線維柱帯切除術(TLE)，②チューブシャント手術(プレートのないもの)に含まれる EX-PRESS®，PRESERFLO® micro-shunt，③チューブシャント手術(プレートのあるもの)に含まれるアーメドバルブ，バルベルト緑内障インプラント，がある．

一方，流出路再建術も，線維柱帯切開(眼外法，ab externo)，線維柱帯切開(眼内法，ab interno)，水晶体再建術併用眼内ドレーンの 3 種の術式がある．

濾過手術と流出路再建術の大きな違いは，効果と安全性にあり，総じていえば，濾過手術は眼圧下降効果を重視した術式であり，流出路再建術は，安全性を重視した術式である．

早期の緑内障治療は，一般的に安全性を重視し，薬物およびレーザー治療を選択する．一方，後期症例では，安全性に対するリスクを考慮しても大きな眼圧下降を優先する必要がある場合は，濾過手術を選択する．この両者を埋める術式が，流出路再建術に代表される低侵襲緑内障手術(micro-, minimally invasive glaucoma surgery：MIGS)である．

MIGS

MIGS は当初，角膜小切開で施行(結膜を温存)，目標組織である隅角を直視下に観察し，眼内法で手術，安全性に優れ，ある程度の眼圧下降が得られ，回復が速い術式として定義され[1]，主に，線維柱帯切開(眼内法)および眼内ドレーンに対して

* Kyoko ISHIDA，〒153-8515 東京都目黒区大橋 2-22-36 東邦大学医療センター大橋病院眼科，臨床教授

表 1. 低侵襲緑内障手術(MIGS)の種類と眼圧下降機序
本邦で施行可能な低侵襲緑内障手術とその眼圧下降機序を示す.

眼圧下降機序	生理的房水流出路促進		濾過手術	房水産生抑制
	シュレム管 流出路(主経路)	ぶどう膜強膜 流出路(副経路)		
代表術式/機器	・Trabectome® ・iStent® ・iStent inject® W ・TrabEx+™ ・Microhook ・Kahook Dual Blade ・Suture lotomy	・Micropulse CPC	・PRESERFLO® microshunt	・Micropulse CPC

CPC：cyclophotocoagulation

用いられる名称であったが，治療組織の対象として，脈絡膜下腔，毛様体が加わり，さらに必ずしも角膜のみの切開にこだわらず，従来よりもより侵襲が少ない濾過手術として，PRESERFLO® microshuntも含めて使用される概念となった．表1には，本邦で施行可能なMIGSとその眼圧下降機序を示す．

房水の流れと眼圧上昇

1．房水産生

房水の80〜90%は，毛様体突起から能動輸送で分泌される(図1)．分泌量は，日中に多く(約2.5〜3.0 μl/min)，夜間に少ない(約1.5 μl/min)という日内変動がある．残りの10〜20%は，限外濾過で，毛様体突起の有窓血管から，受動的に浸透圧差によって染み出してくる．

2．房水流出

房水流出の約90%は，主経路(経シュレム管流出路)すなわち，線維柱帯からシュレム管，集合管，上強膜静脈へと流れる(図1)．この経路は圧依存性であり，眼圧上昇によって流出量が増加する．眼圧が約8 mmHg(上強膜静脈圧)以上であれば，眼圧に比例して直線的にシュレム管への流量が増加する．正常眼圧内での房水流出量は0.34 μl/min/mmHgである．残りの10%は副経路(経ぶどう膜強膜流出路)すなわち，虹彩根部から，毛様体筋，脈絡膜，強膜へと排出され，流出量は眼圧に依存しない．

3．眼圧上昇

原発開放隅角緑内障(POAG)，落屑緑内障，ステロイド緑内障等では，一般に主経路，特に線維柱帯の機能的流出障害によって眼圧が上昇すると考えられている．線維柱帯は，前房側から順に，ぶどう膜網，角強膜網，傍シュレム管組織，シュレム管(図2)に分かれるが，病理組織学的には，これらの線維柱帯の小柱や内皮網への細胞外マトリックスの沈着，線維柱帯間隙の狭小化等がみられる．

流出路再建術系MIGSの治療目標組織と特徴

流出路再建術系のMIGSは，隅角線維柱帯の組織のうち，房水流出抵抗が高いぶどう膜網，角強膜網，傍シュレム管組織(図2)をステントによってバイパスあるいは切開，切除し，シュレム管にダイレクトに房水を流す術式である．そのため，主経路のうち傍シュレム管組織までの機能的な房水流出抵抗の増大が眼圧上昇の原因と考えられる症例が手術適応となる．いずれの術式も治療目的組織である隅角線維柱帯を，隅角鏡を使用し直視下で観察しながら，角膜小切開によって，手術部位にアプローチして治療する眼内法であることから，結膜や強膜を切開する眼外法と比べ侵襲が少なく，シュレム管の同定が容易である．また，視力回復が速く，低眼圧黄斑症や，濾過胞感染等の重篤な合併症が少ない．

シュレム管は，シュワルベ線と強膜岬の間に存在する(図2)．術中に前房圧をやや下降させると，シュレム管に血液が逆流し線維柱帯越しにシュレム管の充血が認められるため，切開部やステント挿入の目安となる．

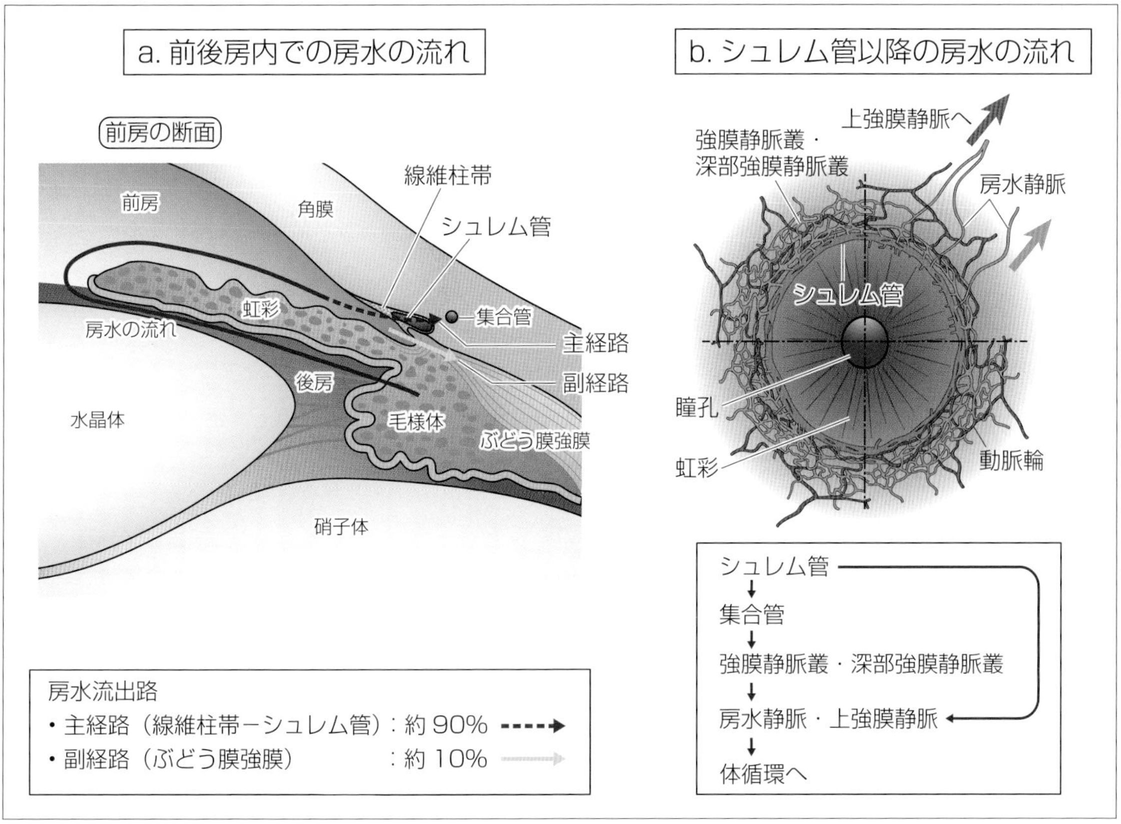

a. 前後房内での房水の流れ

前房の断面

前房
角膜
線維柱帯
シュレム管
虹彩
集合管
房水の流れ
主経路
後房
副経路
水晶体
毛様体
ぶどう膜強膜
硝子体

房水流出路
・主経路（線維柱帯－シュレム管）：約 90%
・副経路（ぶどう膜強膜）：約 10%

b. シュレム管以降の房水の流れ

上強膜静脈へ
強膜静脈叢・深部強膜静脈叢
房水静脈
シュレム管
瞳孔
虹彩
動脈輪

シュレム管
↓
集合管
↓
強膜静脈叢・深部強膜静脈叢
↓
房水静脈・上強膜静脈
↓
体循環へ

図 1. 房水の流れ

a：前後房内での房水の流れ
前房の断面図
赤実線：後房から前房への流れ
b：シュレム管以降の房水の流れ
シュレム管→集合管→強膜静脈叢・深部強膜静脈叢→房水静脈・上強膜静脈→体循環へ
シュレム管から，一部は直接，房水静脈・上強膜静脈へ流れ込む．

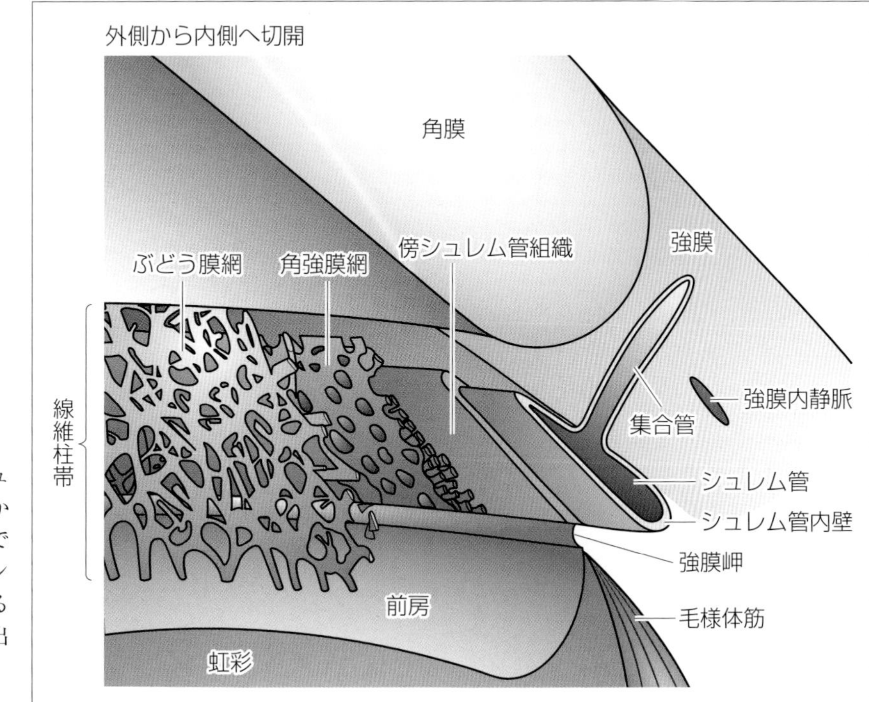

図 2.
線維柱帯の模式図
線維柱帯は，前房側から順に，ぶどう膜網，角強膜網，傍シュレム管組織，シュレム管に分かれる．前房からシュレム管までのバイパスを作るのがステント，シュレム管内壁を開放するのが切開および切除を行う流出路再建術である．

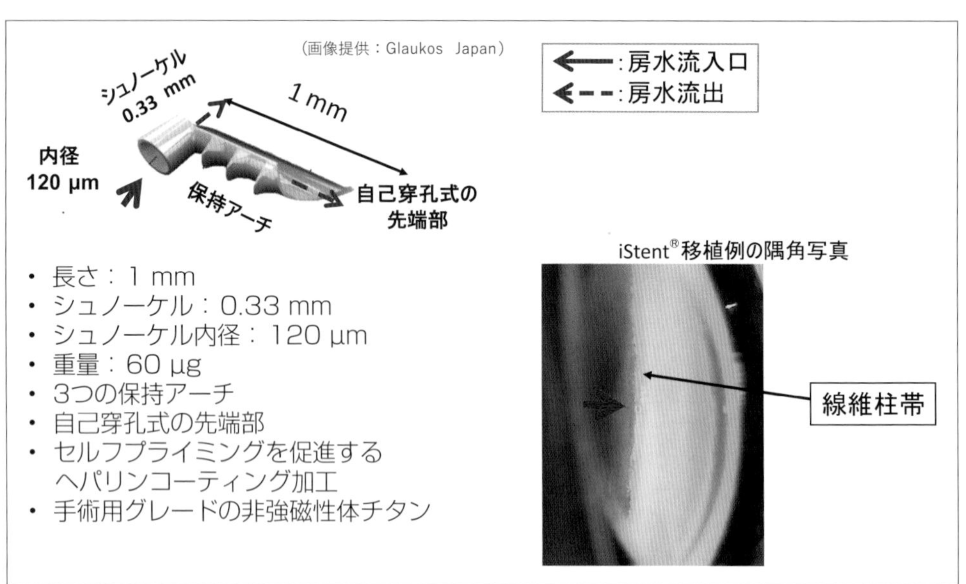

図 3. iStent® の特徴
（ステントの絵の提供は Glaukos Japan）

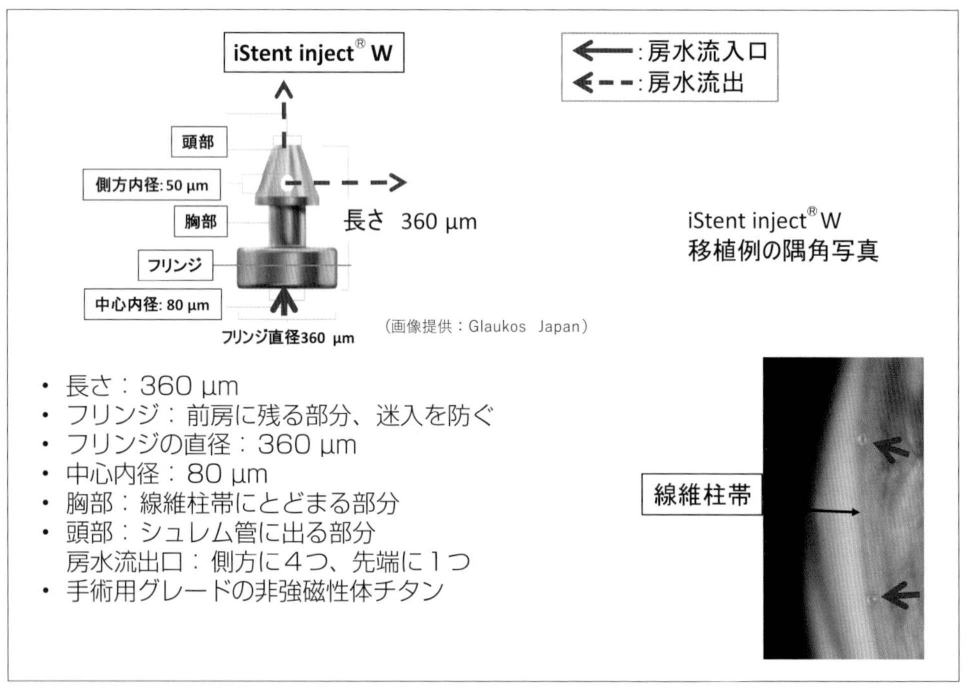

図 4. iStent inject® の特徴
（ステントの絵の提供は Glaukos Japan）

流出路再建術系 MIGS に用いる器具の詳細

1．iStent® と iStent inject® W

iStent®（図 3）は，2016 年に白内障手術併用眼内ドレーン（販売名：iStent® トラベキュラーマイクロバイパスステントシステム，Glaukos Japan）として，本邦で初めて承認された流出路再建用のインプラントである．その後，2019 年に新たな白内障手術併用眼内ドレーン（販売名：iStent inject® W トラベキュラーマイクロバイパスシステム：以下，iStent inject® W，Glaukos Japan）（図 4）が承認されたため，現在，iStent® と iStent inject® W

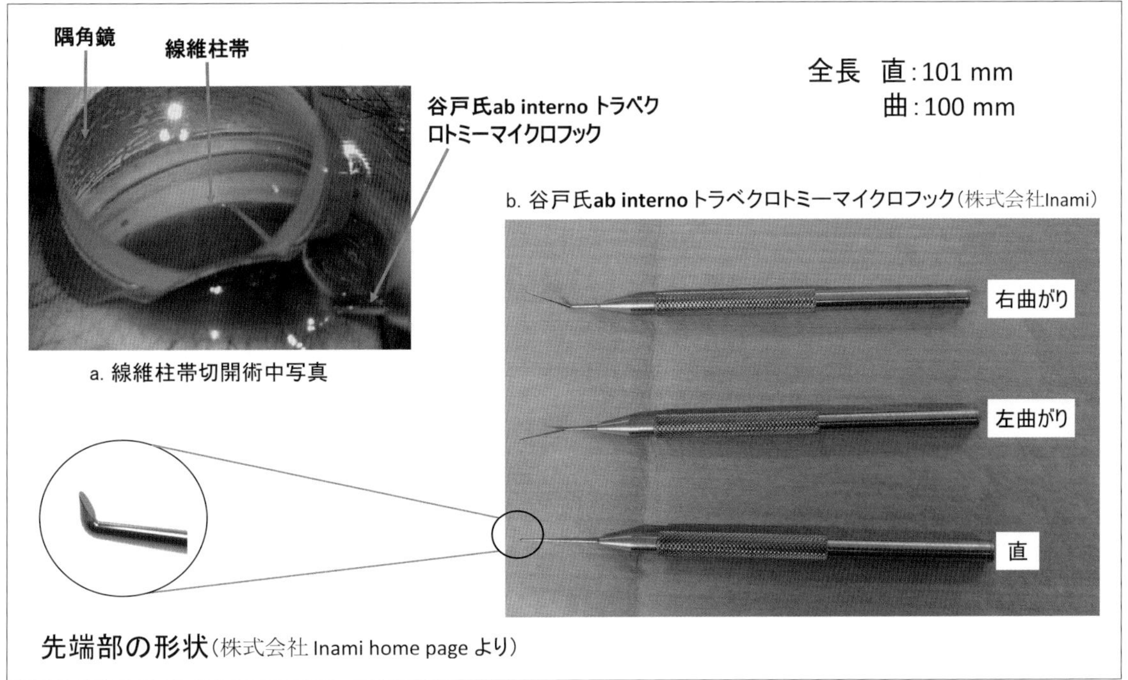

図 5． 谷戸氏 ab interno トラベクロトミーマイクロフックの特徴
a：線維柱帯切開術中写真
b：谷戸氏 ab interno トラベクロトミーマイクロフック
直，右曲がり，左曲がりの 3 種類のモデルがある．
（左下図：先端部の拡大で，株式会社 Inami home page より）

が使用可能である．

iStent®（図 3）は，長さ 1 mm，シュノーケル部 0.33 mm，シュノーケル部の内径 120 μm，重量 60 μg で，手術用グレードの非強磁性体チタン製でできており，専用のインジェクターに 1 個搭載されている．集合管を閉塞しないようハーフカットパイプの部分がシュレム管の外側へ向くように線維柱帯に向けて斜めに挿入し，その後水平に打ち込む（スイングさせるように移植する）ことで，線維柱帯からシュレム管までの房水流出抵抗の高い部分をバイパスし眼圧を下降させる．2 種類のモデルがあるが，一般的に右利きの術者を想定した場合，右眼の手術時には右眼用，左眼の手術時には左眼用を選択し，患者の鼻側のシュレム管に下向きに挿入すると，ハーフカットパイプの部分がシュレム管外壁側に，脱落防止のための保持アーチがシュレム管内壁に位置する．利き手や，術眼，挿入部によって 2 種のモデルを使い分ける．

海外では iStent® の後に iStent inject®，続いてワイドフリンジを持つ iStent inject® W（図 4）が販売されたが，本邦では，iStent inject® W のみが導入された．iStent inject® W は，専用のインジェクターに 2 個搭載されている．iStent® とは異なり，インジェクター中のトロッカーを線維柱帯に刺入した後，デリバリーシステムのボタンを押すと，ステントが線維柱帯に向けて垂直に打ち込まれ，線維柱帯からシュレム管までの房水流出抵抗の高い部分をバイパスする．デリバリーシステムのボタンは合計 4 回押すことができる．iStent inject® W は，1 個のステントで左右約 1 時間ずつ合計約 2 時間分のシュレム管流路をカバーするとされ，1 個のステントを移植した後，約 2 時間分以上離れた位置に 2 個目を移植すると，合計で約 4 時間分のシュレム管流路の流れを増強できうる．iStent inject® W は，長さ 360 μm で内径は 80 μm，シュレム管に留置される先端部には横穴 4 つと，最先端に 1 つ房水が流れ出るように穴が開いている．移植後に前房側に残るフリンジ部分の直径が iStent inject® は 230 μm で，視認性の向上と迷入防止目的で，フリンジ部分の直径を 360 μm まで

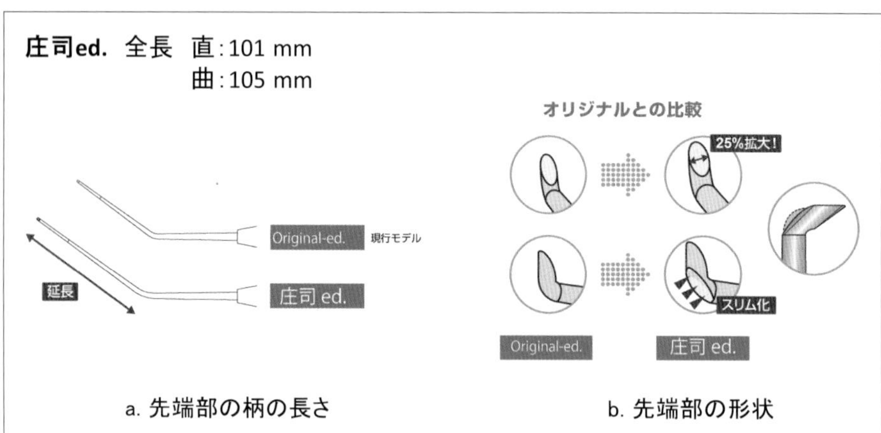

図 6.
谷戸氏 ab interno トラベクロトミーマイクロフック(Original-ed.)と庄司 ed. の比較
a：先端部の柄の長さの比較
b：先端部の形状の比較
(株式会社 Inami home page より)

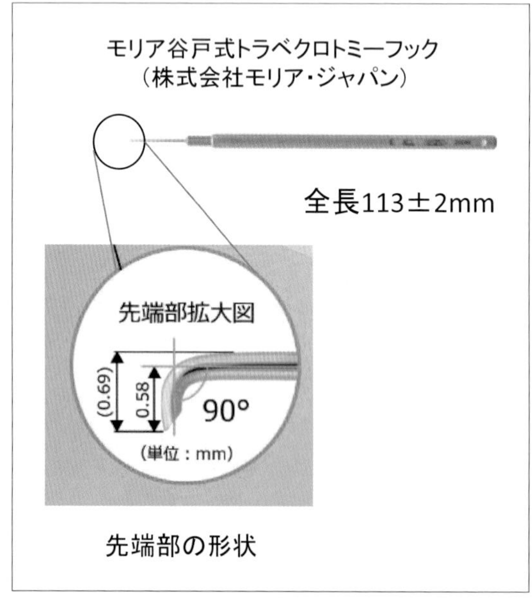

図 7. モリア谷戸式トラベクロトミーフックの特徴
(株式会社モリア・ジャパン home page より)

大きくしたのが，iStent inject® W である．

本邦では，水晶体再建術との併用が必要であるため，一般的に，眼内レンズ挿入後，粘弾物質を抜く前に iStent® あるいは，iStent inject® W を留置し，最後に前房内を灌流洗浄する．

2．マイクロフックトラベクロトミー(μLOT)

前房内を粘弾性物質で満たし，金属製の小フックを用いて，線維柱帯を切開してシュレム管内壁を開放し，その後粘弾性物質や切開部位から出る出血を灌流洗浄する．谷戸氏 ab interno トラベクロトミーマイクロフック(株式会社 Inami)(図 5)は 3 種類あり，ストレートフックは主として，耳側角膜切開からのアプローチによる鼻側線維柱帯切開に用い，左右の向きのアングルフックは，鼻側からのアプローチによる耳側線維柱帯切開に有用である．谷戸氏 ab interno トラベクロトミーマイクロフックを基に，先端やシャフトの形状，長さを変えた，さまざまなマイクロフックが市販されている．

谷戸氏 ab interno トラベクロトミーマイクロフック-庄司 ed.(株式会社 Inami)(図 6)：オリジナル版と比べ切開幅を約 25%拡大し，古典的な眼外アプローチで用いるロトームと同じ切開幅が確保できる．屈曲部をスリム化することにより，シュレム管外壁損傷を防ぎ，安全な切開を可能にし，さらに耳側切開用のアングルドタイプでは屈曲部までの長さを長くすることにより，切開時の視認性を向上するとされる．

モリア谷戸式トラベクロトミーフック(株式会社モリア・ジャパン)(図 7)：シュレム管外壁の損傷を避けるため，線維柱帯切開時にフック先端を差し込みすぎないように先端に抵抗を感じるデザインとされる．

松下氏・谷戸式マイクロフックトラベクロトミーデバイス(株式会社エムイーテクニカ)(図 8)：谷戸氏 ab interno トラベクロトミーマイクロフックの先端を長く(1 mm)鈍に加工した製品で，フックを長く鈍にしたことで，シュレム管に入った感覚がより明確になる，シュレム管内での操作が安定する，シュレム管外壁に接触した場合にも出血しにくく，出血した場合にも視認性が良く切開操作を続けられる等の利点があるとされる．

千原氏 T-hook(株式会社 Inami)(図 9)：先端

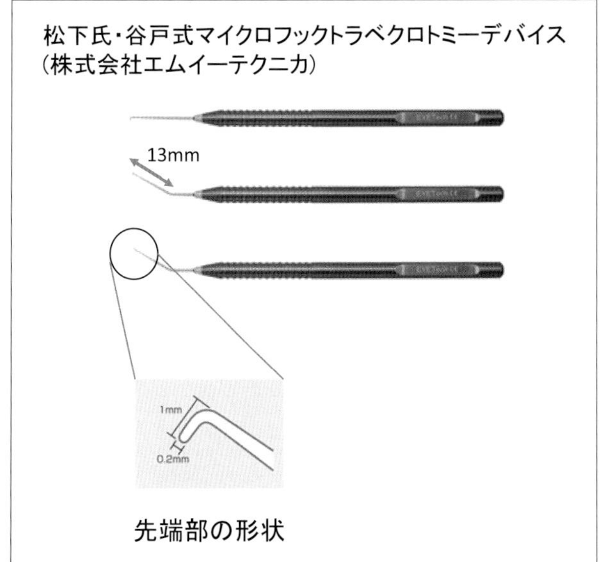

図 8. 松下氏・谷戸式マイクロフックトラベクロトミーデバイスの特徴
（株式会社エムイーテクニカ home page より）

千原氏T-hook(株式会社Inami)

全長: 104mm

先端:0.2×0.85×0.25mm

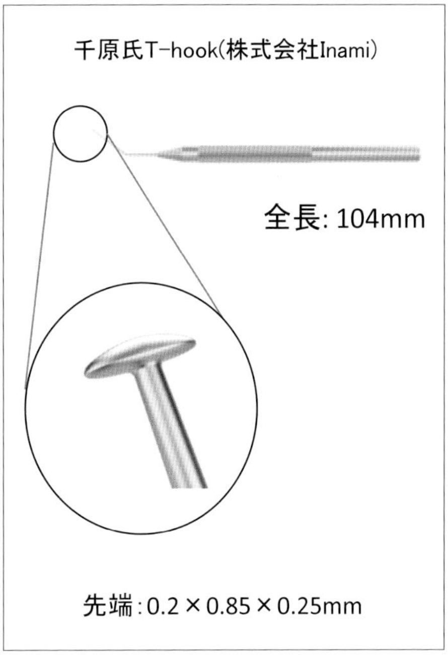

図 9. 千原氏 T-hook の特徴
（株式会社 Inami home page より）

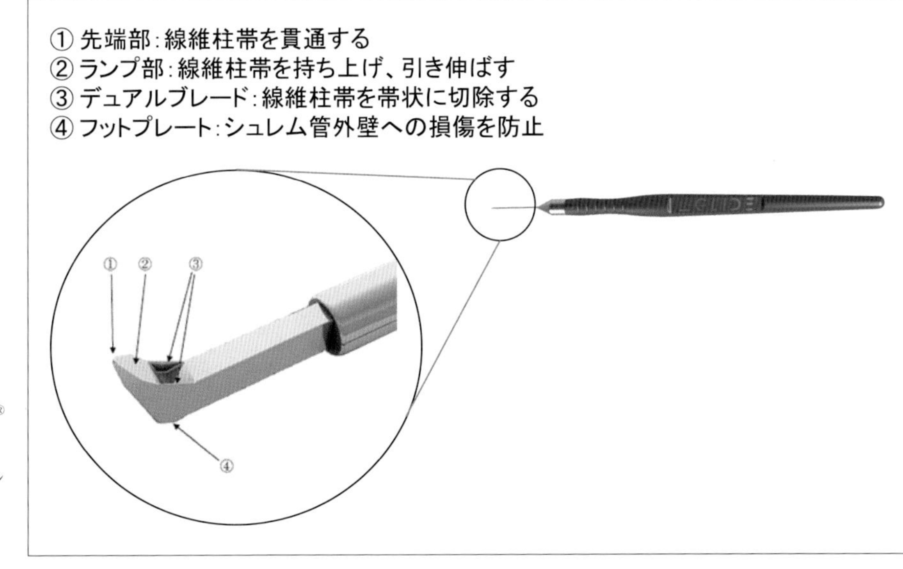

図 10.
カフーク　デュアルブレード®
グライドの特徴
（株式会社 JFC セールスプラン home page より）

は左右両方に刃があり，1 回の眼内挿入で左右両方の線維柱帯を切開できる．また，先端の強膜側は曲面になっておりシュレム管後方組織やヒンジバルブの損傷を最小限にするとされる．

上述 4 つはいずれも，滅菌再使用が可能である．

3．カフーク　デュアルブレード® グライド

カフーク デュアルブレード® グライド（KDB，株式会社 JFC セールスプラン）（図 10）は，2 枚刃のついた鋭匙様の器具で，前房内を粘弾性物質で満たした後，線維柱帯を切除する．デバイスの先端部で，線維柱帯を貫通し，ランプ部で持ち上げ，引き伸ばされた線維柱帯を，デュアルブレード部で帯状に切除する．切除幅は 230 μm 程度とされ，一方向からだけでなく，左右から切除し切除痕をつなげ，帯状に線維柱帯を切除後，切除片を前房内から除去し，粘弾性物質や切開部位から出る出血を灌流洗浄する．先行して市販されていた器具は，先端部が大きく，有水晶体眼や前房が狭い症

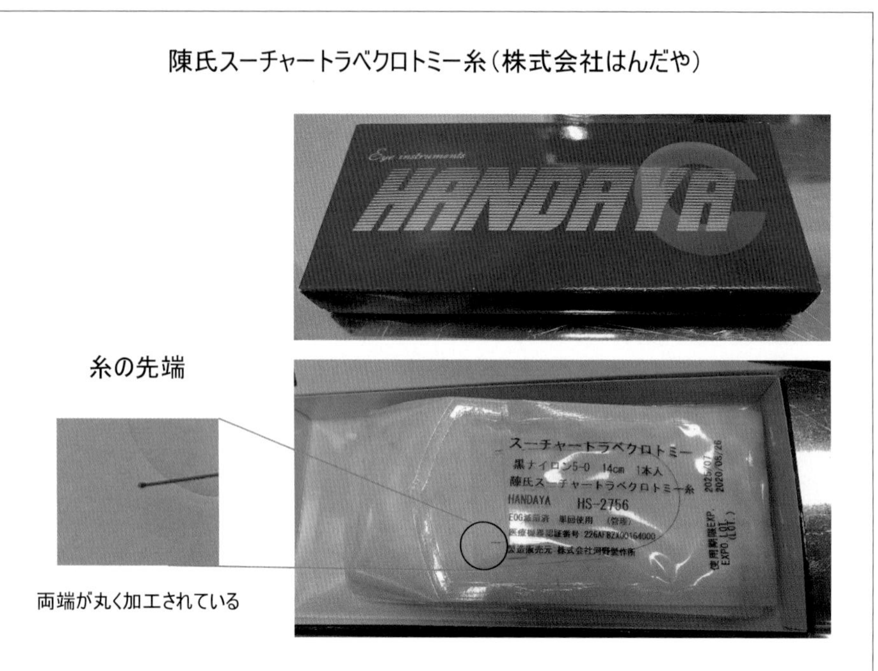

図 11.
陳氏スーチャートラベクロトミー糸の特徴

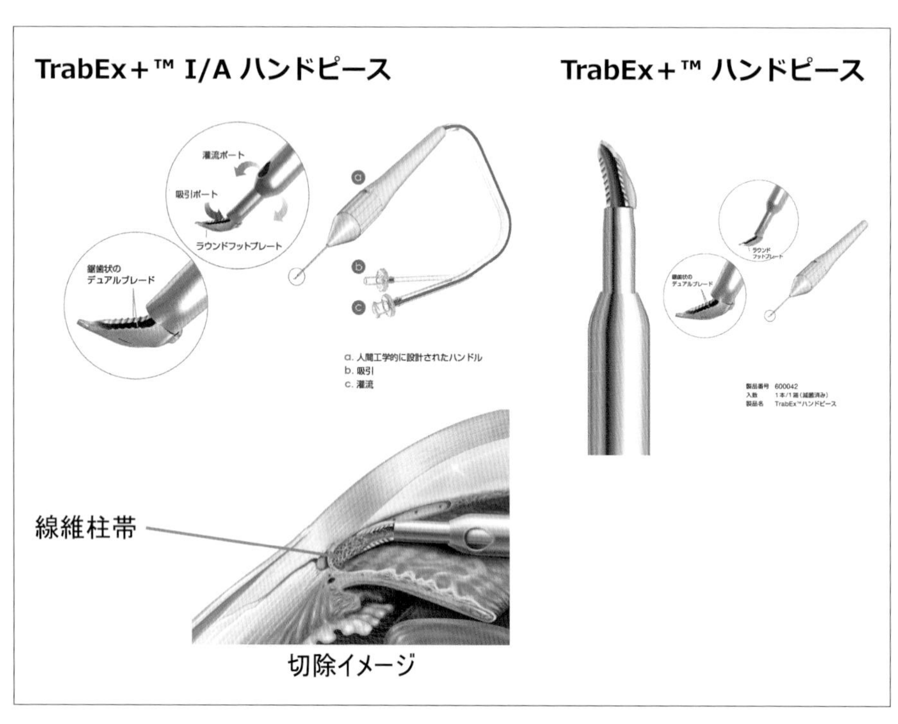

図 12.
トラベックスプラス™（TrabEx＋™）の特徴（ホワイトメディカル home page より）

例では，やや眼内操作性に問題があったが，現在の KDB では，形状が改良されている．

4．スーチャートラベクロトミー（sLOT）

前房内を粘弾性物質で満たした後，角膜切開からアプローチし，線維柱帯に小切開を作成する．その小切開孔から先端を丸く加工したナイロン糸，陳氏スーチャートラベクロトミー糸（株式会社はんだや）（図 11）等をシュレム管全周に通糸先した後に，其々両端の糸を前房側へ引っ張ることで，半周ずつ線維柱帯を切開し，シュレム管を開放する．合計で 360° 線維柱帯切開を行う術式である．全周切開が基本ではあるが，前房出血が多くなる傾向があるため，半周のみの切開も行われている．切開後は，粘弾性物質や切開部位から出る

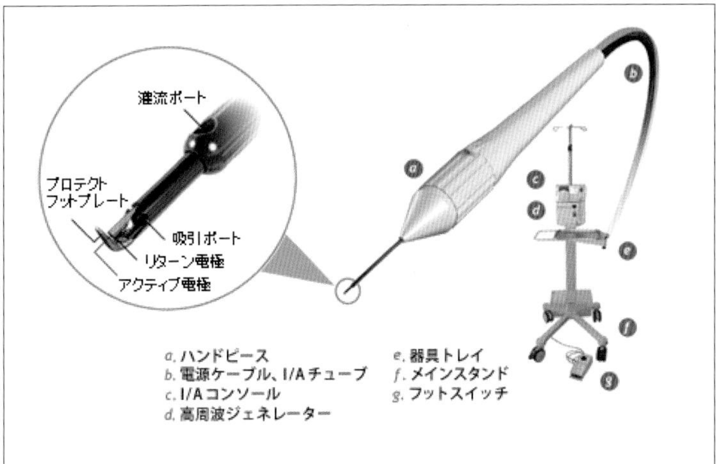

図 13.
トラベクトームの本体とハンドピースの特徴
（興和株式会社 home page より）

出血を灌流洗浄する．

5．トラベックスプラス™(TrabEx+™，ホワイトメディカル)

TrabEx+™ I/A(図 12)は，ハンドピースの先端部に鋸歯状の刃を持つ鋭匙様の器具で，さらにハンドピースには灌流および吸引用のチューブが装着されている．チューブは白内障手術機器に接続して，機器ごとの設定(一般的には，irrigation は患者の頭位から 80 cm 高以上，aspiration は 10 cc/min，vacuum は 100～150 mmHg の設定が推奨)を行い，灌流および吸引下で線維柱帯を帯状に切除することが可能である．術中の前房は安定し，視認性が高いため，粘弾性物質は不必要である．鋸歯状の刃を有する先端部は，50-280-330 μm と幅が徐々に太くなっており，線維柱帯の切除幅は約 280 μm で，ほぼ全幅を切除できるとされている．

TrabEx+™ ハンドピース(図 12)は，灌流および吸引用のチューブがないため，粘弾性物質を前房に注入してから線維柱帯を切開して，切開片，粘弾性物質，切開部位から出る出血を灌流洗浄する．

6．トラベクトーム(TOM)

トラベクトーム(図 13)(Trabectome®，TOM，興和株式会社)は，バイポーラ電極と灌流および吸引が一体となったハンドピースを用い，シュレム管より内側の線維柱帯を除去する機器で，本邦では 2010 年に認可され，流出路再建術系の MIGS 装置として最初に使用が開始された．本体機器についたフットペダルを 1 段階踏み込むと灌流，2 段階踏み込むと灌流および吸引，3 段階踏み込むとバイポーラ電極の使用が可能となる．粘弾性物質を必要とせず，線維柱帯除去時も灌流吸引により除去組織および前房出血が洗い流され，視認性が良い．単回使用のハンドピースの他に，専用の本体機器が必要で，イニシャルコストとランニングコストが高いことが欠点であった．

トラベクトームの登場以降，より低コストの線維柱帯切開および切除系の MIGS 器具(上述)が登場したため，現在は新規の本体機器販売はなされていない．そのため，本体機器を所有している施設においてのみ，ハンドピースを購入(ハンドピースのみ販売が行われている)して手術を行うことが可能である．

流出路再建術系 MIGS の手術成績

1．iStent® および iStent inject®

iStent® 併用水晶体再建術と水晶体再建術単独を比較した研究結果の meta 解析[2]によると，ステント併用術では，平均眼圧は 22.44 から 15.23 mmHg に下降し，平均点眼数は 1.72 から 0.38 へ減少した．眼圧下降効果，点眼数減少効果ともにステントを併用したほうが有意に高かった($p<0.01$)．また合併症には差がなく，重篤な合併症は認めないものの，ステント特有の合併症として位

置ずれや閉塞が認められた．

iStent inject® 併用水晶体再建術の meta 解析[2]では，術前術後で平均眼圧は 23.39 から 14.94 mmHg に下降し，平均点眼数は 1.69 から 0.84 へ減少した．

水晶体再建術に iStent® と iStent inject® を併用した研究[3]では，術前および術後 1 年での眼圧は，iStent® 併用群で 18.4 から 14.2 mmHg へ，iStent inject® 併用群で 20.4 から 14.4 mmHg へ下降し，2 群間で下降値に有意差（$p<0.001$）を認めた．術前および術後 1 年での薬剤数は，iStent® 併用群で 1.8 から 0.3 剤へ減少し，iStent inject® 併用群で 1.3 から 0.1 剤へ減少した．点眼薬が 0 となった割合は，iStent® 併用群で 76.1%，iStent inject® 併用群では 92.9%で，2 群間で有意差（$p=0.007$）を認めた．

軽度～中等度の OAG 82 眼に対して水晶体再建術に iStent® と iStent inject® を併用した場合の眼圧および点眼数が 2 年間調査[4]において，術前および術後 2 年での眼圧は，iStent® 併用群で 16.4 から 14.8 mmHg へ 9.8%下降し，iStent inject® 併用群で 17.7 から 13.1 mmHg へ 26.0%下降し，有意差（$p<0.001$）を認めた．術前および術後 2 年での薬剤数は，iStent® 併用群で 1.74 から 0.51 剤へ減少し，iStent inject® 併用群で 2.19 から 0.65 剤へ減少した．視力，合併症頻度には 2 群間で有意差はなかった．本研究結果でも水晶体再建術と併用した場合，iStent® よりも iStent inject® を留置するほうが効果は高い．

本邦では，水晶体再建術と併用した場合のみ，iStent®，iStent inject® の併用が認められる．総じて，水晶体再建術単独よりも水晶体再建術にステントを併用したほうが眼圧下降効果，薬剤減少効果が高く，iStent® よりも iStent inject®（ステント 2 本）のほうが効果は高い．

2．非ステント系の MIGS

背景因子をマッチさせた TOM と μLOT の効果を検討した本邦での多施設研究[5]では，切開範囲が平均 1 象限の場合，眼圧下降効果，点眼数減少効果，手術成績に差はなかった（表 2）．中央値は，TOM の場合，術前眼圧（点眼数）24 mmHg（5 剤）が，術後 1 年で 15 mmHg（4 剤）となり，μLOT の場合，術前眼圧（点眼数）23 mmHg（4 剤）が，術後 1 年で 15 mmHg（3 剤）となった．術 1 年後の成功を，5＜眼圧＜21 mmHg，術前と比べ，眼圧 20%以上下降，追加の緑内障手術なしとすると，TOM 66.4%，μLOT 65.1%であった．本研究のように，切開・切除範囲が同程度であれば，効果には差がないとする報告が多い．

しかしながら，TOM，KDB，TrabEx＋™を用いた場合，鼻側約 90～120° の切開が可能である．一方，谷戸式あるいはこれを基にしたマイクロフックは曲がりもあるため，μLOT では鼻側だけではなく，広く 240° 程度までの切開，sLOT では最大 360° の切開が可能となる．

検体からの摘出人眼を用いた灌流実験[6]では，線維柱帯切開が 30°，120°，360° の場合，眼灌流圧 7 mmHg の条件下では，流出抵抗がそれぞれ 30%，44%，51%取り除かれる．つまり，切開範囲が大きくなると，眼圧下降効果が高くなる可能性があるが，切開範囲を 120° から 360° に広げても，わずか 7%の流出抵抗が取り除かれるだけとも解釈できる．また，360° 切開しても 49%の流出抵抗が残存するということであり，シュレム管以降に約半分の房水流出抵抗が存在する可能性がある．

また，どの場所を切開するかも眼圧下降効果に影響する可能性がある．線維柱帯に色素を注入した実験[7]では，線維柱帯は全周にわたって働いているわけではなく，流れやすいところと流れていないところがある．線維柱帯の蛍光色素強度は，鼻側＞上方＞下方＞耳側の順であった．また，上強膜静脈の蛍光色素強度は，鼻側＞下方＞上方＞耳側の順であった．集合管の本数は，多い順に鼻側＞下方＞上方＞耳側であった．房水は，線維柱帯のシュレム管→集合管→強膜静脈叢・深部強膜静脈叢→房水静脈や上強膜静脈へ流れ，一部はシュレム管→房水静脈や上強膜静脈へとダイレク

表 2. TOM と μLOT の比較研究結果

背景因子をマッチさせたTOMとμLOTの効果を検討した本邦での多施設研究[5]では，切開範囲が平均1象限の場合，眼圧下降効果，点眼数減少効果，手術成績に差はなかった．中央値は，TOMの場合，術前眼圧(点眼数)24 mmHg(5剤)が，術後1年で15 mmHg(4剤)となり，μLOTの場合，術前眼圧(点眼数)23 mmHg(4剤)が，術後1年で15 mmHg(3剤)となった．術1年後の成功を，5<眼圧<21 mmHg，術前と比べ，眼圧20%以上下降，追加の緑内障手術なしとすると，TOM 66.4%，μLOT 65.1%であった．

項目	トラベクトーム(N=149)				マイクロフック(N=149)				
	症例数(%)	中央値	25%値	75%値	症例数(%)	中央値	25%値	75%値	p value*
年齢	149(100)	67	54	76	149(100)	58	68	75	0.47
左右(右眼)	78(52.3)				73(49.0)				0.60
性比(男性)	71(47.7)				79(53.0)				0.36
病型									0.11
原発開放隅角緑内障	79(53.0)				92(61.7)				0.13
落屑緑内障	31(20.8)				30(20.1)				0.88
ステロイド緑内障	14(9.4)				7(4.7)				0.11
その他	25(16.8)				20(13.4)				0.41
術前眼圧，mmHg	149(100)	24	18	31	149(100)	23	19	30	0.51
術前緑内障薬物スコア	149(100)	4	3	5	149(100)	4	4	6	0.14
術前 logMAR	149(100)	0.00	−0.08	0.22	149(100)	0.05	−0.08	0.22	0.82
術前ハンフリー MD 値，dB	149(100)	−13.24	−5.47	−18.59	149(100)	−12.12	−5.58	−16.55	0.23
血栓予防薬の有無	14(9.4)				17(11.4)				0.57
白内障手術併用	70(47.0)				68(45.6)				0.81
切開象限(1象限切開)	133(89.3)				129(86.6)				0.47
術成功率	99(66.4)				97(65.1)				0.81
術1年後眼圧，mmHg	149(100)	15	12	20	149(100)	15	12	18	0.82
術1年後緑内障薬物スコア	149(100)	4	2	4	149(100)	3	2	4	0.07
術1年後 logMAR	147(98.7)	0.00	−0.08	0.15	148(99.3)	0.00	−0.08	0.15	0.73
術1年後ハンフリー MD 値，dB	125(83.9)	−12.61	−6.23	−19.00	122(81.9)	−12.18	−4.57	−17.49	0.30

主要評価項目：術1年後の術成功
成功の定義：5<眼圧<21 mmHg，眼圧20%以上下降，追加の緑内障手術なし

トラベクトーム：TOM，マイクロフック：μLOTを用いた流出路再建術

(文献5より改変)

トに流れていく．つまり実験結果からは，線維柱帯の鼻側を切開，あるいはステントを鼻側に入れることは，効果を期待するためには理にかなっている．

また，流出路再建術系のMIGSには前房出血がみられるが，一般にステントよりも，切開，さらに切開範囲が大きいほど前房出血が多くなる．このように，切開を行う部位，シュレム管以降の抵抗の有無，合併症も成績に影響しうるため，単純に切開範囲のみで臨床成績の差を検討することは難しい．

3．流出路再建術系MIGSの成績比較と効果が出にくい症例

POAGを含む症例に対して，流出路再建術系MIGS(単独手術あるいは，水晶体再建術併用)を行い，その結果を2021年9月までに英語論文にて報告した109論文171データを調査した結果によると[8]，術後1年時点の眼圧下降率の中央値は，iStent® 16.3%，iStent inject® 23.6%，TOM 28.4%，KDB 26.8%，μLOT 36.5%，sLOT 39.6%であったと報告した．しかしながら，あくまで中央値であり，患者の背景因子によっても効果が異なる点には注意する必要がある．

TOM[9]は，術前眼圧にかかわらず，術後眼圧は15〜17 mmHg，点眼スコアは術後0.5〜2.2減少させる．術1年での成功の定義を，眼圧21 mmHg以下，術前より20%下降とした場合，成功率は63〜70%，成功の定義が眼圧≦18 mmHgでは57%，眼圧≦15 mmHgでは45%であった．

Meta解析[10][11]からは，一般に流出路再建術系MIGSの場合，iStent®よりも，iStent inject®，ステントよりも切開・切除系MIGSのほうが眼圧下

表 3. iStent® および iStent inject® W の使用要件等基準

施設基準および実施医基準	①眼科を標榜している保険医療機関であること ②眼科の経験を 5 年以上有し，水晶体再建術を 100 例以上および観血的緑内障手術を 10 例以上経験している常勤の医師が 1 名以上配置されていること ③関係学会から示されている指針に基づき，当該手術が適切に実施されていること 上記①，②について所定の様式に記入し，所在地の地方厚生局事務所に提出する
対象疾患	緑内障点眼薬で治療を行っている白内障を合併した初期中期の開放隅角緑内障で，20 歳以上の成人患者
選択基準 (右記条件をすべて満たしている眼に適応)	・初期中期の原発開放隅角緑内障(広義)または落屑緑内障で，白内障を合併している ・レーザー治療を除く内眼手術の既往がない ・隅角鏡で観察し，Shaffer 分類Ⅲ度以上の開放隅角で，周辺虹彩前癒着を認めない ・緑内障点眼薬を 1 成分以上点眼している ・緑内障点眼薬を併用して眼圧が 25 mmHg 未満
除外基準	・水晶体振盪またはチン小体断裂を合併している症例 ・水晶体再建術で後嚢が破損する可能性が高い症例 ・認知症などにより術後の隅角検査が困難な症例 ・小児 ・角膜内皮細胞数が 1,500 個/mm^2 未満の症例

(文献 14 より)

降効果は高い．また，TLE と異なり，流出路再建術系 MIGS は，白内障手術併用の有無で成績は影響を受けない．また，術前眼圧が高い症例ほど眼圧下降幅が大きくなる傾向にある[12]．

一方，シュレム管以降に抵抗がある緑内障では効果が期待できない．Selective laser trabeculoplasty(SLT)の効果がなかった症例，ROCK 阻害剤の効果がなかった症例，ROCK 阻害剤の未使用例，緑内障点眼使用期間が長い症例，眼圧が低い症例，年齢の若い症例，眼軸の長い症例，落屑緑内障と比較し POAG，無硝子体眼では，効果が少ないとの報告がある[9)13]．

流出路再建術系 MIGS の適応と使い分け

眼圧上昇の首座が線維柱帯から傍シュレム管組織に存在する病型が適応であり，シュレム管以降に抵抗がある緑内障では効果が期待できない．そのため，病型では POAG，落屑緑内障，ステロイド緑内障，白内障同時手術を行う原発閉塞隅角症および広範な器質閉塞のない閉塞隅角緑内障，濾過胞感染のリスクが高いため小児緑内障では，角膜混濁のない例では線維柱帯切開は適応と考える．一方，炎症を伴う緑内障(血管新生緑内障，炎症を繰り返すぶどう膜炎)は適応外となる．短期的には，同じ治療範囲であれば用いるデバイスによる差はない．ただし，線維柱帯を切除したほうが切開よりも再閉塞しにくい可能性はあるが，長期的な比較は行われていない点には注意を要する．

一般に MIGS での目標眼圧は，薬物使用下で 10 mmHg 台後半であるため，病期では初期～中期までの症例が対象となる．目標眼圧が特に 10 mmHg 以下の症例や薬剤アレルギー等で点眼を使用できない症例，一過性の眼圧上昇により術後視力低下が危惧される後期例では，濾過手術を検討するのが良い．

また，iStent® および iStent inject® W は，白内障手術併用眼内ドレーン使用要件等基準(表 3)[14]を満たす，水晶体再建術併用例のみが適応となる．水晶体再建術を行う際に，水晶体再建術のみよりも眼圧を下げるために，あるいは，点眼を減らすために，iStent® または iStent inject® W を使用するが，より高い効果を期待する場合は，iStent inject® W でステントを 2 本入れるのが良い．iStent® の効果は切開・切除系の MIGS と比べると弱い可能性があり，より大きな眼圧下降を期待する症例は切開・切除系 MIGS を選択するほうが良く，緑内障点眼をしても 25 mmHg 以上の症例，ステントの位置ずれや閉塞の可能性がある周辺虹彩前癒着を認める続発緑内障や閉塞隅角緑内障，すでに偽水晶体眼は適応外である．一方，術後の前房出血を避けたい症例では，切開・切除系の MIGS よりも iStent® は選択肢となりうる．

文 献

1) SooHoo JR, Seibold LK, Radcliffe NM, et al：Minimally invasive glaucoma surgery：current implants and future innovations. Can J Ophthalmol, **49**(6)：528-533, 2014.

2) Popovic M, Campos-Moller X, Saheb H, et al：Efficacy and Adverse Event Profile of the iStent and iStent Inject Trabecular Micro-bypass for Open-angle Glaucoma：A Meta-analysis. J Curr Glaucoma Pract, **12**(2)：67-84, 2018.

3) Manning D：Real-world Case Series of iStent or iStent inject Trabecular Micro-Bypass Stents Combined with Cataract Surgery. Ophthalmol Ther, **8**(4)：549-561, 2019.

4) Guedes RAP, Gravina DM, Guedes VMP, et al：Two-Year Comparative Outcomes of First- and Second-Generation Trabecular Micro-Bypass Stents with Cataract Surgery. Clin Ophthalmol, **15**：1861-1873, 2021.

5) Mori S, Tanito M, Shoji N, et al：TramTrac Study Group：Namiguchi K, Mizoue S, Ishida K, et al：Noninferiority of Microhook to Trabectome：Trabectome versus Ab Interno Microhook Trabeculotomy Comparative Study(Tram Trac Study). Ophthalmol Glaucoma, **5**(4)：452-461, 2022.

Summary 本邦で開発された谷戸マイクロフックと，海外から最初に線維柱帯切開術眼内法のデバイスとして登場したトラベクトームの結果を比較した本邦での多施設研究．切開範囲を含めて背景因子に差がない場合，手術効果にも差がなかった．

6) Rosenquist R, Epstein D, Melamed S, et al：Outflow resistance of enucleated human eyes at two different perfusion pressures and different extents of trabeculotomy. Curr Eye Res, **8**(12)：1233-1240, 1989.

Summary 検体からの摘出人眼を用いた灌流実験により，線維柱帯切開が 30°，120°，360° の場合，眼灌流圧 7 mmHg の条件下では，流出抵抗がそれぞれ 30%，44%，51%取り除かれる．切開範囲を 120° から 360° に広げても，わずか 7%の流出抵抗が取り除かれるだけである．また，360° 切開しても，49%の流出抵抗が残存する．

7) Cha EDK, Xu J, Gong L, et al：Variations in active outflow along the trabecular outflow pathway. Exp Eye Res, **146**：354-360, 2016.

8) 谷戸正樹：③MIGS．眼科グラフィック，**11**(5)：544-553，2022.

9) Kasahara M, Shoji N：Effectiveness and limitations of minimally invasive glaucoma surgery targeting Schlemm's canal. Jpn J Ophthalmol, **65**(1)：6-22, 2021.

10) Lavia C, Dallorto L, Maule M, et al：Minimally-invasive glaucoma surgeries(MIGS) for open angle glaucoma：A systematic review and meta-analysis. PLoS One, **12**(8)：e0183142, 2017.

11) Gillmann K, Mansouri K：Minimally Invasive Glaucoma Surgery：Where Is the Evidence? Asia Pac J Ophthalmol(Phila), **9**(3)：203-214, 2020.

12) Tanito M, Sugihara K, Tsutsui A, et al：Effects of Preoperative Intraocular Pressure Level on Surgical Results of Microhook *Ab Interno* Trabeculotomy. J Clin Med, **10**(15)：3327, 2021.

13) Okuda M, Mori S, Takano F, et al：Association of the prolonged use of anti-glaucoma medications with the surgical failure of ab interno microhook trabeculotomy. Acta Ophthalmol, **100**(6)：e1209-e1215, 2022.

14) 稲谷 大，石田恭子，大鹿哲郎ほか：白内障手術併用眼内ドレーン会議：白内障手術併用眼内ドレーン使用要件等基準(第 2 版)．日眼会誌，**124**(5)：441-443，2020.

Summary iStent® および iStent inject® W の施設基準，実施医基準，対象患者，選択基準，除外基準が記載されている．水晶体再建術時にこれらの基準を満たす施設，医師，適切な症例に対して iStent® および iStent inject® W を施行する．

FAX による注文・住所変更届け

改定：2015 年 1 月

毎度ご購読いただきましてありがとうございます．

読者の皆様方に小社の本をより確実にお届けさせていただくために，FAX でのご注文・住所変更届けを受けつけております．この機会に是非ご利用ください．

◇ご利用方法

FAX 専用注文書･住所変更届けは，そのまま切り離して FAX 用紙としてご利用ください．また，注文の場合手続き終了後，ご購入商品と郵便振替用紙を同封してお送りいたします．**代金が 5,000 円をこえる場合，代金引換便とさせて頂きます**．その他，申し込み・変更届けの方法は電話，郵便はがきも同様です．

◇代金引換について

本の代金が 5,000 円をこえる場合，代金引換とさせて頂きます．配達員が商品をお届けした際に，現金またはクレジットカード･デビットカードにて代金を配達員にお支払い下さい(本の代金＋消費税＋送料)．(※年間定期購読と同時に 5,000 円をこえるご注文を頂いた場合は代金引換とはなりません．郵便振替用紙を同封して発送いたします．代金後払いという形になります．送料は定期購読を含むご注文の場合は頂きません)

◇年間定期購読のお申し込みについて

年間定期購読は，1 年分を前金で頂いておりますため，代金引換とはなりません．郵便振替用紙を本と同封または別送いたします．送料無料，また何月号からでもお申込み頂けます．

毎年末，次年度定期購読のご案内をお送りいたしますので，定期購読更新のお手間が非常に少なく済みます．

◇住所変更届けについて

年間購読をお申し込みされております方は，その期間中お届け先が変更します際，必ずご連絡下さいますようよろしくお願い致します．

◇取消，変更について

取消，変更につきましては，お早めに FAX，お電話でお知らせ下さい．

返品は，原則として受けつけておりませんが，返品の場合の郵送料はお客様負担とさせていただきます．その際は必ず小社へご連絡ください．

◇ご送本について

ご送本につきましては，ご注文がありましてから約 1 週間前後とみていただきたいと思います．お急ぎの方は，ご注文の際にその旨をご記入ください．至急送らせていただきます．2～3 日でお手元に届くように手配いたします．

◇個人情報の利用目的

お客様から収集させていただいた個人情報，ご注文情報は本サービスを提供する目的(本の発送，ご注文内容の確認，問い合わせに対しての回答等)以外には利用することはございません．

その他，ご不明な点は小社までご連絡ください．

株式会社 全日本病院出版会
〒113-0033 東京都文京区本郷 3-16-4-7 F
電話 03(5689)5989　FAX03(5689)8030　郵便振替口座 00160-9-58753

FAX 専用注文書

年　月　日

○印	MB　OCULISTA 5 周年記念書籍	定価(税込)	冊数
	すぐに役立つ眼科日常診療のポイント—私はこうしている—	10,450 円	

（本書籍は定期購読には含まれておりません）

○印	MB　OCULISTA	定価(税込)	冊数
	2024 年 1 月～12 月定期購読（送料弊社負担）	41,800 円	
	2023 年 1 月～12 月定期購読（送料弊社負担）	41,800 円	
	2022 年バックナンバーセット(No. 106～117：計 12 冊)（送料弊社負担）	41,800 円	
	No. 120　今こそ学びたい！眼科手術手技の ABC 増大号	5,500 円	
	No. 108　「超」入門 眼瞼手術アトラス—術前診察から術後管理まで— 増大号	5,500 円	
	No. 96　眼科診療ガイドラインの活用法 増大号	5,500 円	
	MB　OCULISTA バックナンバー（号数と冊数をご記入ください） No.　／　冊　No.　／　冊　No.　／　冊 No.　／　冊　No.　／　冊　No.　／　冊		

○印	PEPARS	定価(税込)	冊数
	2024 年 1 月～12 月定期購読（送料弊社負担）	42,020 円	
	PEPARS No. 195 顔面の美容外科 Basic & Advance 増大号	6,600 円	
	PEPARS No. 171 眼瞼の手術アトラス—手術の流れが見える— 増大号	5,720 円	
	PEPARS バックナンバー（号数と冊数をご記入ください） No.　／　冊　No.　／　冊　No.　／　冊 No.　／　冊　No.　／　冊　No.　／　冊		

○印	書籍	定価(税込)	冊数
	ファーストステップ！子どもの視機能をみる—スクリーニングと外来診療—	7,480 円	
	目もとの上手なエイジング	2,750 円	
	ここからスタート！眼形成手術の基本手技	8,250 円	
	超アトラス 眼瞼手術—眼科・形成外科の考えるポイント—	10,780 円	

お名前	フリガナ ㊞	診療科
ご送付先	〒　－ □自宅　□お勤め先	
電話番号	□自宅　□お勤め先	

雑誌・書籍の申し込み合計 5,000 円以上のご注文は代金引換発送になります

—お問い合わせ先—
㈱全日本病院出版会営業部
電話 03(5689)5989

FAX 03(5689)8030

FAX 03-5689-8030
全日本病院出版会行

年　　月　　日

住所変更届け

お名前	フリガナ	
お客様番号		毎回お送りしています封筒のお名前の右上に印字されております8ケタの番号をご記入下さい。
新お届け先	〒　　　都道府県	
新電話番号	(　　　)	
変更日付	年　月　日より	月号より
旧お届け先	〒	

※ 年間購読を注文されております雑誌・書籍名に✓を付けて下さい。

- □ Monthly Book Orthopaedics（月刊誌）
- □ Monthly Book Derma.（月刊誌）
- □ Monthly Book Medical Rehabilitation（月刊誌）
- □ Monthly Book ENTONI（月刊誌）
- □ PEPARS（月刊誌）
- □ Monthly Book OCULISTA（月刊誌）

FAX 03-5689-8030
全日本病院出版会行

第35回日本眼瞼義眼床手術学会

会　期：2024年2月3日(土)
会　長：森本　尚樹(京都大学大学院医学研究科形成外科学，教授)
会　場：京都リサーチパークサイエンスホール
〒600-8813　京都市下京区中堂寺南町134
JR　嵯峨野線(山陰線)　丹波口駅下車
テーマ：皮膚と角膜の再生医療
プログラム：
特別講演　「幹細胞による角膜の再生医療」
座長：森本 尚樹(京都大学大学院医学研究科形成外科学 教授)
講師：西田 幸二(大阪大学大学院医学系研究科 脳神経感覚器外科学(眼科学) 教授)
スポンサードシンポジウム　「皮膚と角膜の再生医療」
座長：外園 千恵(京都府立医科大学大学院医学研究科視覚機能再生外科学 教授)
坂本 道治(京都大学大学院医学研究科形成外科学)
基調講演講師：外園 千恵(京都府立医科大学大学院医学研究科視覚機能再生外科学 教授)
シンポジスト：坂本 道治(京都大学大学院医学研究科形成外科学)
小泉 範子(同志社大学眼科)
冨田 大輔(東京歯科大学市川総合病院眼科)
共催：株式会社ジャパン・ティッシュエンジニアリング／帝人株式会社
ランチョンセミナー　「眼窩ブローアウト骨折における Best Practice を伝授する」(仮)
座長：嘉鳥 信忠(聖隷浜松病院眼形成眼窩外科 顧問)
演者：今川 幸宏(大阪回生病院眼形成手術センター 部長)
渡辺 彰英(京都府立医科大学眼科学教室 学内講師)
共催：帝人メディカルテクノロジー株式会社
イブニングセミナー
座長：勝部 元紀(京都大学大学院医学研究科形成外科学)
演者：白壁 征夫(サフォクリニック六本木)
共催：TMSC 株式会社
その他　一般演題(口演)，企業展示・書籍展示

演題募集期間：2023年10月3日(火)～11月10日(金)(予定)
事前参加登録期間：2023年10月3日(火)～2024年1月4日(木)(予定)
学会 HP：https://convention.jtbcom.co.jp/gigan35/
事務局：
京都大学大学院医学研究科形成外科学
〒606-8507　京都市左京区聖護院川原町54
運営事務局：
第35回日本眼瞼義眼床手術学会　運営事務局
株式会社 JTB コミュニケーションデザイン 事業共創部
コンベンション第二事業局
〒541-0056　大阪市中央区久太郎町2-1-25　JTB ビル8階
TEL：06-4964-8869　FAX：06-4964-8804
E-mail：gigan35@jtbcom.co.jp

▲さらに詳しい情報は
HP を CHECK ！

超アトラス 眼瞼手術
—眼科・形成外科の考えるポイント—

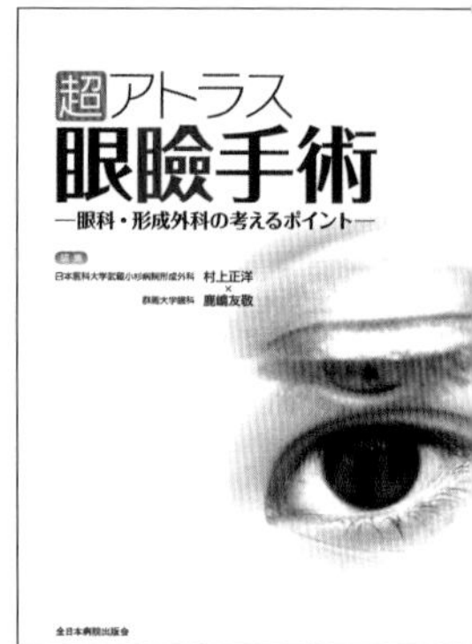

編集 日本医科大学武蔵小杉病院形成外科 **村上正洋**
群馬大学眼科 **鹿嶋友敬**

B5判/オールカラー/258頁/定価10,780円(本体9,800円+税)
2014年10月発行

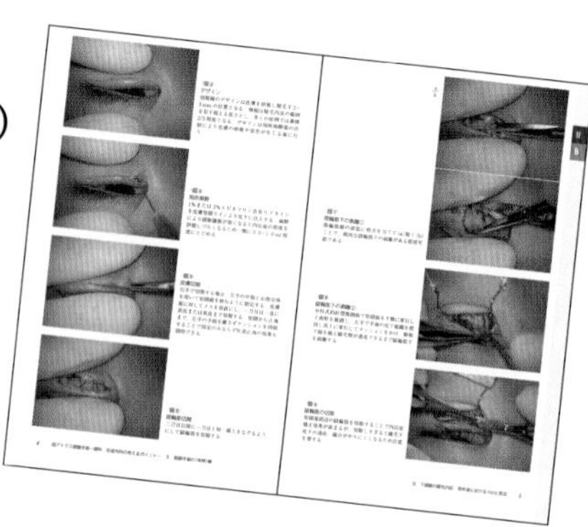

アトラスを超える**超アトラス**！
眼瞼手術の基本・準備から，部位別・疾患別の術式までを盛り込んだ充実の内容.
786枚の図を用いたビジュアル的な解説で，実際の手技がイメージしやすく，眼形成初学者にも熟練者にも必ず役立つ1冊です！

目次

Ⅰ 手術前の[基本][準備]編—すべては患者満足のために—
A まずは知っておくべき「眼」の基本
—眼科医の視点から—
B おさえておきたい眼瞼手術の基本・準備のポイント
—形成外科医の視点から—
C 高齢者の眼瞼手術における整容的ポイント
—患者満足度を上げるために—
D 眼瞼手術に必要な解剖
E 眼瞼形成外科手術に必要な神経生理

Ⅱ 眼瞼手術の[実践]編
A 上眼瞼の睫毛内反
上眼瞼の睫毛内とは
埋没縫合法
切開法(Hotz変法)
B 下眼瞼の睫毛内反
下眼瞼の睫毛内反とは
若年者における埋没法
若年者におけるHotz変法
退行性睫毛内反に対するHotz変法(anterior lamellar repositioning)
Lid margin split法
牽引筋腱膜の切離を加えたHotz変法
内眥形成
C 下眼瞼内反
下眼瞼内反とは
牽引筋腱膜縫着術(Jones変法)
眼輪筋短縮術(Wheeler-Hisatomi法)
Lower eyelid retractors'advancement(LER advancement)
牽引筋腱膜縫着術と眼輪筋短縮術を併用した下眼瞼内反手術
D 睫毛乱生・睫毛重生
睫毛乱生・睫毛重生とは
電気分解法
毛根除去法
Anterior lamellar resection(眼瞼前葉切除)
E 上眼瞼下垂
上眼瞼下垂とは
Aponeurosisを利用した眼瞼下垂手術
Muller tuck法(原法)
CO_2レーザーを使用した眼瞼下垂手術(extended Muller tuck宮田法)
Aponeurosisとミュラー筋(挙筋腱膜群)を利用した眼瞼下垂手術
眼窩隔膜を利用した眼瞼下垂手術(松尾法)
若年者に対する人工素材による吊り上げ術
退行性変化に対する筋膜による吊り上げ術
Aponeurosisの前転とミュラー筋タッキングを併用した眼瞼下垂手術
F 皮膚弛緩
上眼瞼皮膚弛緩とは
重瞼部切除(眼科的立場から)
重瞼部切除(形成外科的立場から)
眉毛下皮膚切除術
G 眼瞼外反
下眼瞼外反とは
Lateral tarsal strip
Kuhnt-Szymanowski Smith変法
Lazy T & Transcanthal Canthopexy
コラム
眼科医と形成外科医のキャッチボール

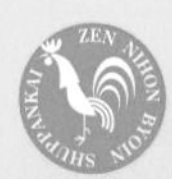

株式会社
全日本病院出版会
〒113-0033 東京都文京区本郷3-16-4 Tel:03-5689-5989
www.zenniti.com Fax:03-5689-8030

Monthly Book OCULISTA バックナンバー一覧

2023.11. 現在

通常号 3,300 円(本体 3,000 円+税)　増大号 5,500 円(本体 5,000 円+税)

2020 年

No. 82　眼科手術の適応を考える　編／溝田　淳
No. 83　知らずにすまない神経眼科疾患！　編／中村　誠
No. 84　眼科鑑別診断の勘どころ **増大**　編／柳　靖雄
No. 85　よくわかる屈折矯正手術　編／稗田　牧
No. 86　眼科におけるリスクマネジメントのポイント　編／峰村健司
No. 87　ここまでできる緑内障診療　編／中澤　徹
No. 88　スマホと眼 Pros & Cons　編／猪俣武範
No. 89　眼科不定愁訴と疾患症候のギャップを埋める　編／﨑元　暢
No. 90　眼科開業の New Vision―医療界の変化を見据えて―　編／上田俊介・大木孝太郎・井上賢治
No. 91　職業性眼障害のマネージメント　編／近藤寛之
No. 92　再考！脈絡膜疾患診療　編／辻川明孝
No. 93　斜視―基本から実践まで―　編／杉山能子

2021 年

No. 94　達人に学ぶ！最新緑内障手術のコツ　編／谷戸正樹
No. 95　確かめよう！乱視の基礎 見直そう！乱視の診療　編／大内雅之
No. 96　眼科診療ガイドラインの活用法 **増大**　編／白根雅子
No. 97　ICL のここが知りたい―基本から臨床まで―　編／北澤世志博
No. 98　こども眼科外来 はじめの一歩―乳幼児から小児まで―　編／野村耕治・中西(山田)裕子
No. 99　斜視のロジック 系統的診察法　編／根岸貴志
No. 100　オキュラーサーフェス診療の基本と実践　編／近間泰一郎
No. 101　超高齢者への眼科診療―傾向と対策―　編／小野浩一
No. 102　水晶体脱臼・偏位と虹彩欠損トラブル　編／小早川信一郎
No. 103　眼科医のための学校保健ガイド―最近の動向―　編／柏井真理子
No. 104　硝子体混濁を見逃さない！　編／池田康博
No. 105　強度近視・病的近視をどう診るか　編／馬場隆之

2022 年

No. 106　角結膜疾患における小手術―基本手技と達人のコツ―　編／小林　顕
No. 107　眼科医のための薬理学のイロハ　編／土至田　宏
No. 108　「超」入門 眼瞼手術アトラス―術前診察から術後管理まで― **増大**　編／嘉島信忠・今川幸宏
No. 109　放っておけない眼瞼けいれん―診断と治療のコツ―　編／木村亜紀子
No. 110　どう診る？ 視野異常　編／松本長太
No. 111　基本から学ぶ！ぶどう膜炎診療のポイント　編／南場研一
No. 112　年代別・目的別 眼鏡・コンタクトレンズ処方―私はこうしている―　編／野田　徹・前田直之
No. 113　ステップアップ！黄斑疾患診療―コツとピットフォールを中心に―　編／井上　真
No. 114　知らないでは済まされない眼病理　編／久保田敏昭
No. 115　知っておきたい！眼科の保険診療　編／柿田哲彦
No. 116　眼科アレルギー疾患アップデート　編／海老原伸行
No. 117　眼と全身疾患―眼科医からのメッセージ―　編／山田晴彦

2023 年

No. 118　低侵襲緑内障手術(MIGS)の基本と実践―術式選択と創意工夫―　編／稲谷　大
No. 119　再考！角膜炎診療―感染性角膜炎の病原体と標的治療―　編／戸所大輔
No. 120　今こそ学びたい！眼科手術手技の ABC **増大**　編／太田俊彦
No. 121　プレミアム眼内レンズ アップデート　編／國重智之
No. 122　眼腫瘍診断テクニック―臨床所見と画像診断―　編／臼井嘉彦
No. 123　まずはここから！ 涙道診療の立ち上げ―クリニックから大学病院まで―　編／白石　敦
No. 124　複視の治療方針アプローチ　編／後関利明
No. 125　エキスパートに学ぶ！眼外傷の治療選択と処置の実際　編／恩田秀寿
No. 126　眼のアンチエイジング　編／鈴木　智
No. 127　抗 VEGF 療法をマスターする！　編／古泉英貴
No. 128　ドライアイ診療の新時代　編／猪俣武範

各目次等の詳しい内容はホームページ(www.zenniti.com)をご覧ください.

次号予告(1 月号)

Step up! 角膜移植術アップデート

編集企画／日本大学准教授　　林　孝彦

角膜上皮幹細胞疲弊症に対する輪部移植のアップデート
……………………………………………冨田　大輔
培養上皮移植………………………………大家　義則
角膜移植—全層角膜移植術—………………小野　喬ほか
角膜移植—全層角膜移植難症例 同時手術—
……………………………………………笠松　広嗣ほか
角膜移植—表層角膜移植(角膜穿孔への対応含む)—
……………………………………………門田　遊
ボーマン層移植……………………………加藤　直子
深層層状角膜移植(deep anterior lamellar keratoplasty：
DALK)…………………………………清水　俊輝ほか
角膜内皮移植—DSAEK—…………………吉永　優ほか
角膜内皮移植—難症例 DSAEK—…………脇舛　耕一
角膜内皮移植—DMEK—……………………横川　英明ほか

No. 129　編集企画：
庄司拓平　小江戸眼科内科院長・
埼玉医科大学客員教授

Monthly Book OCULISTA　No. 129

2023 年 12 月 15 日発行（毎月 15 日発行）
定価は表紙に表示してあります.
Printed in Japan

発行者　末　定　広　光
発行所　株式会社　**全日本病院出版会**
〒 113-0033 東京都文京区本郷 3 丁目 16 番 4 号 7 階
電話 (03)5689-5989　Fax (03)5689-8030
郵便振替口座 00160-9-58753
印刷・製本　三報社印刷株式会社　電話 (03)3637-0005
広告取扱店　㈱メディカルブレーン　電話 (03)3814-5980